U0197078

再生医美治疗技术与临床应用

Regenerative Medicine in Aesthetic Treatments

注　意

　　该领域的理论知识和临床实践在不断变化。随着新的研究与经验不断扩充我们的知识结构，有必要在实践、治疗和用药方面做出适当的改进。建议读者核实与操作相关的最新信息，或查阅每种药物生产厂家所提供的最新产品信息，以确定药物的推荐剂量、服用方法、服用时间以及相关禁忌证。医师根据对患者的了解和相关经验确立诊断，以此确认每一位患者的用药剂量和最佳治疗方法，并采取适当的安全预防措施，是其职责所在。不论是出版商还是著作者，对于在本出版物使用过程中引起的或与本出版物相关的所有个人或财产的损伤和（或）损失，均不承担任何责任。

出版者

再生医美治疗技术与临床应用

Regenerative Medicine in Aesthetic Treatments

原　著　Aamer Khan

主　译　廖　勇

副主译　甘嘉荷　赵良森

译校者　陈玉容　毕　艳　陈泳诗　邓　源　甘嘉荷

　　　　黎宝珠　梁铭怡　廖　勇　美合日阿依·艾散

　　　　张　杰　张泽荣　赵良森

北京大学医学出版社

Peking University Medical Press

ZAISHENG YIMEI ZHILIAO JISHU YU LINCHUANG YINGYONG

图书在版编目（CIP）数据

再生医美治疗技术与临床应用/（英）阿默尔·汗
（Aamer Khan）原著；廖勇主译.—北京：北京大学
医学出版社，2022.7
　书名原文：Regenerative Medicine in Aesthetic
Treatments
　ISBN 978-7-5659-2669-3

　Ⅰ.①再… Ⅱ.①阿… ②廖… Ⅲ.①美容—整形外
科学 Ⅳ.①R622

　中国版本图书馆CIP数据核字（2022）第108631号

北京市版权局著作权登记号：图字：01-2022-1265

Regenerative Medicine in Aesthetic Treatments: Stem Cells, Stromal Vascular Fraction, Platelet Rich Plasma, and
Platelet Rich Fibrin, first edition, by Aamer Khan, ISBN 978-1-032-10733-2
© 2022 Taylor & Francis Group, LLC
Authorised translation from the English language edition published by CRC Press, a member of the Taylor &
Francis Group, LLC
本书原版由 Taylor & Francis 出版集团旗下 CRC 出版公司出版，并经其授权翻译出版。版权所有，侵权必究。

Peking University Medical Press is authorized to publish and distribute exclusively the Chinese (Simplified
Characters) language edition. This edition is authorized for sale throughout Mainland of China. No part of the
publication may be reproduced or distributed by any means, or stored in a database or retrieval system, without the
prior written permission of the publisher. 本书中文简体翻译版授权由北京大学医学出版社独家出版并仅限在
中国大陆地区销售。未经出版者书面许可，不得以任何方式复制或发行本书的任何部分。

Simplified Chinese translation Copyright © 2022 by Peking University Medical Press. All Rights Reserved.

Copies of this book sold without a Taylor & Francis sticker on the cover are unauthorized and illegal. 本书封面贴
有 Taylor & Francis 公司防伪标签，无标签者不得销售。

再生医美治疗技术与临床应用

主　　译：廖　勇
出版发行：北京大学医学出版社
地　　址：（100191）北京市海淀区学院路38号　北京大学医学部院内
电　　话：发行部 010-82802230；图书邮购 010-82802495
网　　址：http：//www.pumpress.com.cn
E-mail：booksale@bjmu.edu.cn
印　　刷：北京金康利印刷有限公司
经　　销：新华书店
责任编辑：李　娜　　责任校对：靳新强　　责任印制：李　啸
开　　本：787 mm×1092 mm　1/16　印张：8.25　字数：195千字
版　　次：2022年7月第1版　2022年7月第1次印刷
书　　号：ISBN 978-7-5659-2669-3
定　　价：100.00元
版权所有，违者必究
（凡属质量问题请与本社发行部联系退换）

主译简介

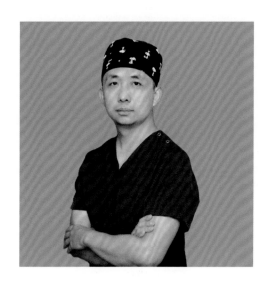

廖勇，现任远信集团医学中心副总经理兼美联体科室主任，原解放军总医院第七医学中心皮肤科主治医师，医学博士。硕士阶段师从廖万清院士，博士阶段师从杨蓉娅教授，长期致力于问题皮肤和面部年轻化综合诊疗方案的制订及临床应用（药物、光声电、注射及再生医美技术）。在国内外期刊发表论文 30 余篇，其中被 SCI 收录论文 20 篇。主译《美容微针疗法临床应用指南》《敏感性皮肤综合征》《皮肤美容激光与光治疗》及《Plewing & Kligman 痤疮与玫瑰痤疮》。作为主研人获得国家自然科学基金及北京市自然科学基金支持，并入选北京市科技新星培养计划。任中华医学美容培训工程专业委员会委员、北京医学会皮肤性病学分会青年委员、中华预防医学会皮肤病与性病预防与控制专业委员会青年委员、中国非公立医疗机构协会整形与美容专业委员会青年委员。

中译本前言

随着人类寿命的不断延长，人们对于抗衰老、年轻化的需求不仅是外观年轻，更希望感知到自身的年轻状态。因此，我们需要不断深入研究再生治疗技术对人类生活质量所产生的积极作用。再生医学（regenerative medicine，RM）指功能无法自行恢复的受损组织及器官通过临床治疗获得结构重建与功能恢复。它是一个相对前沿的领域，聚集了生物学、组织工程学、医学、遗传学、化学、计算机科学以及机器人技术等不同领域的专家们，共同为人类所面临的极具挑战的医学问题寻找更为理想的解决方案。再生医美是将再生医学原理和技术应用于医美领域，从而获得预期的临床美容效果的交叉学科。

目前，再生医学技术已应用于多种医美适应证的治疗，并随着对其认知的深入而不断扩展。通过采用细胞治疗可获得预期疗效的医美治疗适应证包括：面部组织再生、瘢痕修复、身体塑形和脱发等。细胞治疗的优势在于提供患者整体的改善效果，以尽量小的身心创伤获得更满意的组织再生效果。事实上，在医美治疗领域，当再生治疗技术联合药物和（或）一些基于剥脱技术的传统医美治疗手段时，两者可发挥更大的协同功效。

原著作者在本书中详细介绍了再生医学技术（胎盘源性干细胞、脂肪源性干细胞、基质血管组分、重组生长因子与基因编辑、富血小板血浆和富血小板纤维蛋白）在医美领域应用的科学依据、适应证与禁忌证、操作技术、并发症及其预防，并展示了他在临床实践中积累的大量有价值的临床案例（占全书篇幅的 50%），以及具体的评估、方案设计、临床实操、预后与长期效果随访，旨在使医美从业人员更容易理解再生医美治疗这个相对前沿的技术领域，并希望激发人们对再生医美治疗的兴趣。

所有译者以认真严谨的态度将此书翻译成中文，希望借此提高广大医生对再生治疗技术的进一步认知，促进国内再生医美的临床应用和发展。由于水平有限，书中难免会出现一些翻译上的错误，恳请各位同行斧正。

廖　勇

原著前言：人类寿命与再生医学

想象一下，当正常预期寿命为120～130岁甚至更长时，这对于人类意味着什么？大家可能会问："我为什么要活这么久？最终还是会衰老。"然而，如果我们可以干预衰老进程，年老时仍然能够保持35岁的状态，生活会怎么样呢？想象一下，如果能在晚年保持相对年轻的状态，我们的生活质量将会得到怎样的改善。这听起来像是科幻小说中的内容，但某一天可能会因为医学研究的突破而带给我们惊喜。

有趣的是，当我们回顾再生医学发展史时，我们发现古代就记载了大量相关内容。希腊神话中记录了人类的再生潜能，普罗米修斯的肝脏被老鹰啄食后重新生长出来。而在自然界中，像蝾螈这样的生物可再生失去的肢体。我们人类同样可以通过再生身体的某一部分来应对损伤。例如，如果一个小孩的指尖被切断，而部分甲床得以保留，到11岁左右，它可以完全重新生长。1954年，现代医学开展了首例器官移植，但存在细胞排异的相关问题。1968年，再生医学正式拉开序幕，科学家首次进行了骨髓移植。1978年，我们从胎盘脐带血中发现了人类干细胞，并于1981年扩增出第一个体外干细胞系。如今，我们已经可以使用干细胞及其生长因子来再生人体组织，不仅能让人类在更长时间内保持年轻的外貌，还能体验到更好的健康状态以及器官功能的改善。再生医学在医美领域正被用于逆转组织衰老并修复瘢痕，并已发展至前所未有的水平。

与许多医生一样，我从医学生时代就开始痴迷人体的再生潜能。事实上，愈合过程的复杂性是医生日常工作所面临的基础难题。从伯明翰大学毕业后，我于1986年加入英国国家保健服务系统（National Health Service，NHS），成为一名实习医生，并有幸在那里工作了24年。1991年，我进入全科医学行业，积累了大量关于衰老及其对患者影响的临床经验。我逐渐了解到人类的外貌和感觉会影响整体的健康状态和幸福感。伯恩维尔是英国老年患者比例很高的地区，我在那里度过了数年的全科医生生涯。我对一位特殊患者有着美好的回忆，她在睡梦中安详地离开人世，享年106岁。她一直拥有极佳的健康状态，没有得过严重的疾病。2005年，当我开始寻找使皮肤外科手术取得更好疗效的方法时，我对再生医学的兴趣愈发强烈。2010年，从NHS退休后，我开始在伦敦的Harley Street皮肤诊所完善医美治疗方案。

再生医学仍是一个发展中的领域，还有很多知识需要我们不断学习。本书的目的是进行概括性介绍，使医美领域的从业人员更容易理解再生医学这个复杂的主题。我希望能进一步激发大家对再生医美治疗技术的兴趣。因此，本书中引用了一些有价值的研究，以帮助大家深入理解书中的内容。

目　录

第1章 细胞智能与组织再生

科学依据

人体是一个非凡的有机体,由数以万亿计的单个细胞组成,这些细胞能够以非常精准的方式进行信息交互。在微观层面上,任何时间点都有无数的信息从一个细胞传递至另一个细胞。细胞间信息传递不仅有助于决定机体的感知与功能,还对机体天生具备的自愈能力产生显著影响。一旦罹患疾病或遭受损伤,机体会自动在细胞水平上反应性修复受损组织。这个自愈过程使机体不断再生修复,焕发新生。

当我们处于年轻且健康的状态时,细胞群落可以通过高效沟通方式,识别机体所需修复的时机和位点。因此,当我们年轻时,机体能通过规律性再生修复遏制衰老进程。尤其是在修复受损组织以及恢复器官至健康状态时,干细胞发挥至关重要的作用。体内不同类型的干细胞就像军队中的将军,识别周围环境状态并决定是否采取行动。干细胞通过识别所处环境进行适应与改变,从而应对特定环境。例如,将干细胞注入肝脏,它们会检测周围环境并识别自己正处于哪个特定器官,然后通过分化过程进行改变,变成健康的肝细胞。干细胞通过识别特定环境中作为细胞间信使的各种蛋白质来实现上述过程。我将这种非凡的现象称为"细胞智能"。

随着对细胞间信息传递相关科学认知的不断深入,一场再生医学的变革正在发生。众所周知,随着年龄增长,机体细胞间通信功能逐渐衰退,导致再生能力下降,机体逐渐衰老。然而,通过促进细胞间通信,我们可以获得反向的效果。事实上,利用细胞智能不仅可以修复组织,甚至可以通过再生进程逆转衰老效应。再生医学是一个相对前沿的领域,它聚集了生物学、化学、计算机科学、工程学、遗传学、医学及机器人技术等不同领域的专家,共同为人类所面临的极具挑战的医学问题寻找解决方案。与传统侧重于治疗衰老或疾病相关症状的临床方法不同,再生技术寻求更替由疾病、创伤、先天性因素或环境和生活因素导致受损的细胞、组织或器官。

35岁之前,细胞间通信与再生功能保持相对完整;35岁以后,衰老的影响会逐渐显现。该过程在皮肤表现得尤为明显,同样也发生于面部更深的层次及全身各个系统。人们在寻求医美治疗时,清晰地意识到自己面部的变化,潜意识里也能感受到其内在的衰老进程。身体可能开始变得迟钝,肌肉和骨骼的功能也逐渐退化,并伴随轻微的疼痛与痛苦。在与患者交谈中,我意识到他们不仅想要外观年轻,更希望功能上年轻。这正是再生医学在医美治疗中发挥作用的领域:我们不再简单地进行外观的美容修复,而是可以利用细胞智能的力量，真正将细胞间基质恢复到更年轻的状态。

再生医学所使用的工具包括：组织工程、细胞疗法、浓缩生长因子的医疗设备、实验室培养的替代组织以及通过基因工程和功能医学方法制备的"生物黑客"。上述方法的组合旨在增强机体自愈进程。假如我们受伤或患病，机体会自动寻求防御、修复和再生的方法。再生治疗寻求利用和加强自体的系统来实现这种效应。无论是现在或未来，这将为人类带来无限的益处。除了创新性的医美治疗外，再生治疗还包括应对阿尔茨海默病或多发性硬化症等退行性疾病的新疗法。

我们拍摄了一张 35 岁的人体面部图像，采用预测技术模拟她是怎样逐渐衰老的（图 1.1a~f）。从模拟图可以看到，随着年龄的增长，皮肤的基本结构开始失去完整性，构成细胞外基质的胶原蛋白、纤维蛋白和透明质酸逐渐流失。支撑面部和皮肤的皮下脂肪以及深层脂肪垫逐渐萎缩。上述容量的减少导致皮肤出现松弛和皱纹。50 多岁和 60 多岁时，表层组织松弛下垂；同时，肌肉和深层组织可能会收缩并向后牵拉，导致产生深层鼻唇沟和木偶纹。70 多岁时，骨容量逐渐流失加上其他改变，导致出现代表老年的凹陷性外观（参见计算机生成图像）。但这些改变在我们可以干预和控制的能力范围。

上述组织容量的改变可以得到改善，在多数情况下甚至可以逆转，通过采用再生技术在原有位置将失去的组织容量进行重置或恢复。因此，对中面部组织的定位是多数医美治疗的基础。事实上，下眼睑、面颊周围及中面部区域的容量恢复是面部年轻化的"基石"。

将再生医学与早期干预医学进行结合是一项重大的飞跃，这两种高效的方式可以协同发挥作用。早期干预首先检测个体 DNA 及基因组构成（简而言之，即我们的基因蓝图），检查结果可提示特定个体在未来可能会出现何种医疗问题与疾病；随后，我们可以通过改变生

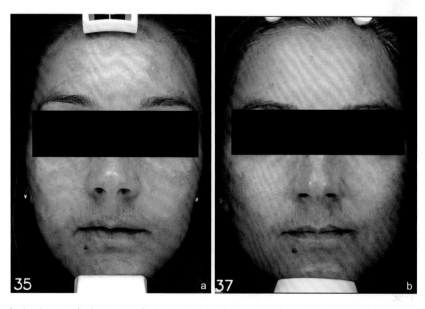

图 1.1 35 岁（a）、37 岁（b）、47 岁（c）、57 岁（d）、67 岁（e）和 77 岁（f）的面部照片

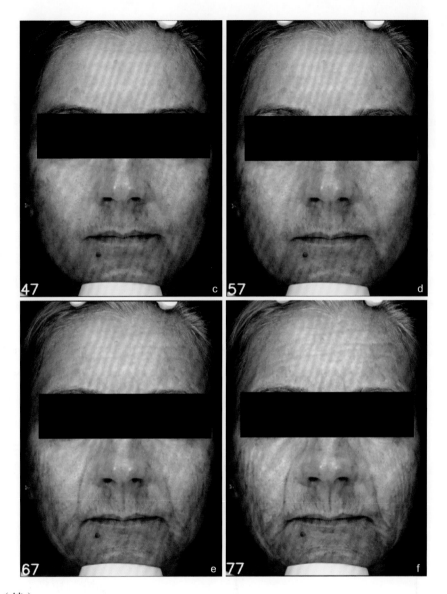

图 1.1（续）

活方式和调节营养摄入来改变基因组平衡，或者考虑采用基因治疗方法，制订个性化方案。
对于那些暂时没有解决方案的预测状况，可以监测和筛选它们的出现时间与发展进程。众所
周知，诸如污染、饮食、营养、教育和娱乐消遣（身体与心理）等因素，都会对儿童的发育
及其晚年面临的风险造成影响。当我们的身体处于年轻状态时，细胞会以我们基因决定的
健康方式进行交流。这是 DNA 的功能组成，它"绘制"了我们的一切，并决定着我们生长、
发育和体内环境动态平衡所需要的酶、生长因子以及激素（如睾酮和雌激素）。然而，基因
也不会一成不变，它们可能会被生活方式和环境因素破坏。

人体细胞与 DNA 结构

人体基因由长链的核苷酸组成，如腺嘌呤（adenine，A）、胞嘧啶（cytosine，C）、鸟嘌呤（guanine，G）和胸腺嘧啶（thymine，T），它们按序列相互配对（图 1.2）。这些可通过与外部环境的相互作用而发生改变，导致特异性核苷酸多态性（specific nucleotide polymorphisms，SNPs）：人类基因序列的变化。大自然有充分的理由设计上述过程。SNPs 是一种有助于人类可在短短几代人的时间内快速适应不断变化的环境的机制。非常缓慢的进化过程则与其相反，当环境因素发生极端变化时，缓慢的进化会使人类处于危险之中。如果基因不能通过上述方式适应，我们就不能作为一个物种完美地生存下来。例如，为了在含有氧气大气层的地球上生存繁衍，人类需将细菌的 DNA 内化至自身线粒体之中（存在于每个细胞中的小发电站）。在人类进化进程的某些阶段，我们的基因组使我们可以适应使用氧气来产生能量，并以此生存、繁衍与进化。这些特殊的功能通过细菌引入，而非人类与生俱来。

人类 DNA 存在于染色体之中，染色体存在于体内每个细胞的细胞核内。人类具有 23 对染色体，其中 22 对是常染色体，加上 1 对性染色体（X 染色体和 Y 染色体）。众所周知，

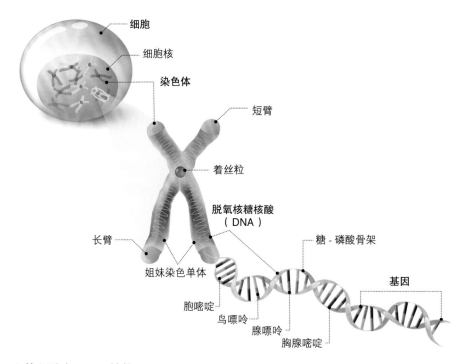

图 1.2　人体细胞与 DNA 结构

父母双亲为他们后代的 1 对性染色体各贡献一条染色体，母亲贡献一条 X 染色体，父亲贡献一条 X 染色体或 Y 染色体，以决定出生后代的性别。每条染色体的顶端都有端粒作为保护帽，防止 DNA 解体。随着年龄增长和细胞分裂增加，端粒会在每次增殖过程中不断缩短。当细胞端粒缩短至一定程度，细胞将停止分裂，最终导致细胞衰老。衰老细胞可能仍具有代谢活力，但不再增殖或对外部刺激作出反应。由于端粒的损耗，衰老细胞所在的组织逐渐衰竭（图 1.3 和图 1.4 ）。尽管已经受损，它们仍然拒绝死亡，因此被称为"僵尸细胞"。随着组织中"僵尸细胞"的逐渐蓄积，它们诱发"无菌性"炎症，这将改变组织的新陈代谢及干细胞功能，从而进一步加速衰老并诱发与之相关的疾病。

我们的基因组随着时间推移而发生的变化形成一种遗传记忆模式，可以世代相传。例如一项研究发现，在美国内战期间因被囚禁而遭受创伤的男性出现了表观遗传学改变。上述改变导致战后出狱的战俘的男性后代在未来发生心理创伤的概率增加11%[1]。不同于基因改变，表观遗传学改变可能具有可逆性，并且不会改变个体的核心 DNA，但表观遗传学改变会影响基因的"表达"。这是指蛋白质由上述基因包含的编码合成的 [2]。

总之，细胞智能在各个层面上都深刻影响我们存在的本质。因此，再生医学所使用的细胞技术具有完善的科学基础，并且能够获得惊人的效果。

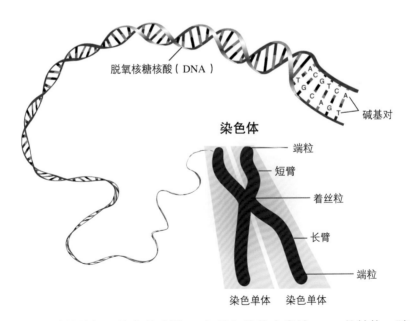

图 1.3　衰老过程 / 端粒缩短。染色体（图 1.2 ）是细胞核中容纳 DNA 的结构。随着我们年龄的增长和细胞分裂的增加（图 1.4），端粒会逐渐缩短，细胞分裂会停止。细胞变得衰老，不再增殖或对外部刺激作出反应（感谢国家人类基因组研究所提供：www.genome.gov/ genetics-glossary/ Chromosome ）

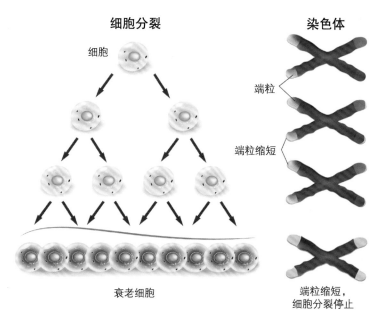

图 1.4　细胞分裂

适应证与禁忌证

　　再生医学技术应用于医美治疗的适应证已经非常多样化，并随着认知的发展而不断扩展。本书后续章节会列出具体的适应证与明确的禁忌证。通过采用细胞方法可获得预期疗效的医美治疗包括：面部组织再生、瘢痕修复、身体塑形和脱发等治疗。然而，我从一开始就声明，我不认为再生医学应该脱离其他类型的治疗技术而独立存在。事实上，在医美治疗领域，当再生治疗技术联合药物和（或）一些基于剥脱技术的更传统的医美治疗手段时，可发挥其最大功效。这些成熟的剥脱类治疗技术主要是通过造成浅表损伤来发挥功效，机体则通过自我愈合对其作出反应。因此，许多现有成熟的治疗技术仍能继续提供满意的疗效。事实上，我认为如今能取得变革性的结果是因为我们已经从化学剥脱术、激光、光疗和射频技术等治疗中收获颇丰。第 9 章将对这些基于物理性剥脱的治疗进行概述。

　　细胞再生治疗是通过与上述治疗方法类似的机制来发挥作用，通过剥脱引起的炎症和细胞应激反应触发再生功能。因此，可以将再生医学技术联合传统的年轻化治疗手段以获得更好的疗效。然而，医生在向患者提供某种特定治疗时，在道德责任上都应确保所提供的是满足患者需求的最佳方案，而非医生尝试的新技术。这也是我在最后一章再次讨论的一个考量因素，我将以一种多维的方式探讨细胞医学与传统医美疗法日益融合的问题。还应注意的是，有时"医美治疗"会被误解为纯粹为了美容目的而非刚性需求的治疗。毫无疑问，确实许多案例都是纯粹为了这个目的（毕竟人性之一就是希望自己外观和功能都呈现最佳状态）。然而，上述认知过于简单化。再生医美技术还可能被用来解决对患者生活质量造成巨大影响的问题。

本书介绍了我个人的临床实践经验，包括再生医美治疗获得显著疗效的案例研究和阐述。其中一个案例是一名经历两次截肢伴外伤后瘢痕的年轻人。他初诊时沉默寡言，性格孤僻，缺乏信心，并且睾酮水平很低。经过再生治疗后，他不仅结婚生子，还成为一名残奥会运动员。另一名年轻女性患有脓疱型痤疮，这严重影响其自尊心和正常的生活能力，她也从再生治疗中获益。上述案例的预后也让我们意识到，在面诊和治疗患者时，我们是在治疗一个需要人文关怀的个体，而非只是治疗他们外观的某个具体问题。

操作技术

目前，再生医学包括以下四个主要的发展领域。

生长因子

浓缩的生长因子可用于刺激组织修复。这些生长因子存在于富血小板血浆（platelet-rich plasma，PRP）、富血小板纤维蛋白（platelet-rich fibrin，PRF），以及使用重组生长因子的治疗技术。生长因子是以蛋白质和激素形式存在并向细胞发出指令的分子，其工作原理是将衰老组织的功能从"停止"模式切换至"运行"模式。这种方法已在口腔医学、骨科学、外科学、兽医学、医学美容以及毛发修复中应用十余年。本质上，通过上调和下调生长因子进行细胞间信息传递，为细胞修复和再生创造了一个更为健康、年轻的环境。

细胞治疗

细胞治疗包括使用干细胞和再生细胞，可采用血管基质组分（stromal vascular fraction，SVF）的形式再生修复受损的组织和器官。SVF 是从自体骨髓、脂肪或皮肤组织中获取的一种提取物，经过处理后回注入宿主体内。还有利用同种异体和自体干细胞技术的细胞疗法。这是一种体内细胞工程技术。干细胞有识别受损组织的能力，它们随后进行增殖与分化，从而再生所需更替的细胞。它们也是高效的"通信员"，通过利用细胞智能协调其他类型再生细胞的活动。

组织工程与生物材料

这类方法涉及使用生物相容性支架，其植入体内后再种植特定的组织细胞和干细胞，以更替受伤、受损、病变或缺失的组织和器官。例如，如果肝脏受损，可构建一个生物降解性支架（最终会溶解和消失）。假设将受损的肝细胞放在支架上并植入干细胞，上述过程实际已经发出指令，干细胞会识别受损的肝细胞，并自行启动再生进程。该方法在美容治疗中也十分有效。例如，我们可以从软骨中获取少量软骨细胞，利用其支架生长出新的软骨以修复损伤。

医疗器械与人工器官

目前正在研制和评估作为补充或替代器官（如心脏、肺、肝和肾）功能的器械，它们都属于人工仿生器械。它们并非来源于组织，但可在培育细胞组织时短时使用。例如，心内科医生可以使用一个小泵替代心脏，心脏本身可以得到休息。该泵连接动脉，同时注入干细胞使其再生。生物材料支架联合体外细胞工程可用于医美治疗。例如，实验室扩增培养的组织可用于修复受损的耳部。这些组织可嫁接至生物支架。生物支架最终会分解代谢为安全的氨基酸，最终获得改善外观的效果。

预防并发症

干细胞研究无疑是一股促使世界变得更为美好的正向力量。然而，与任何类型的医疗项目一样，干细胞治疗也可能会导致并发症。庆幸的是这种风险很低，特别是当所有干细胞或其他类型的再生细胞来源于患者的自体组织时。每种类型的再生治疗技术将在后续章节中具体介绍。通过仔细筛查，可以总体上避免问题的发生，无论是患者自体还是治疗期间可能使用的任何同种异体（非自体）材料。我们的工具库中有一个非常实用的工具，即计算机成像，可以达到医美治疗中筛查和监测的目的。有许多优秀的系统可供选择，它们一般称为 VISIA 检测仪，我们在 Harley Street 诊所使用的是 Canfield VISIA 检测仪。这些设备可通过在不同光照条件下拍摄成组图像进行详细的皮肤分析，用于评估患者皮肤状态，包括细菌负荷、炎症反应、毛孔大小、血管扩张、色素水平和紫外线损伤。还可以使用上述设备构建患者的三维图像，用于评估其面部结构（图 1.5）。有些患者见到这些图像时会感到震惊，因为图像揭示了他们的组织衰老程度以及细纹和皱纹的深度。

广义而言，细胞医学用于医美治疗通常有三方面的问题需要考量。第一个方面，剂量应该保持在合理水平，避免堵塞人体的自然滤过系统。第二个方面涉及由于基础健康状态可能出现的并发症，如存在肿瘤、癌症或感染；干细胞的复制和增殖能力可能在细胞水平上与这类情况以负面的方式相互作用；它们可能会刺激进一步的不可控性细胞生长。值得庆幸的是，这种情况相对少见。然而，在进行本书所述的再生治疗之前，相关的医学专家应该研究清楚任何需要干预的紧急医疗情况。第三个方面涉及心理维度的考虑。有些患者可能会对所能达到的效果抱有不切实际的预期，虽然可能是明显的效果，但对于某些人而言，永不满足于结果可能会演变成一种病态心理。这种情况会发生于躯体变形障碍的患者，可引起进食障碍、抑郁症和强迫症（obsessive-compulsive disorder，OCD）。遇到这种情况，医生最好心怀善意和理解并进行解释，告知患者在此状态下接受具体的医美治疗方案无法获得最佳效果。当然，这对于绝大多数患者而言并不适用。照镜子发现自己正在衰老是正常现象。患者可能会说，当他们端详自己时会看到一个悲伤、低落的样子（即使他们实际并无感受）。因此，每次咨询都应考虑心理因素。沟通过程中让患者意识到现实与预期之间的差距非常重要。

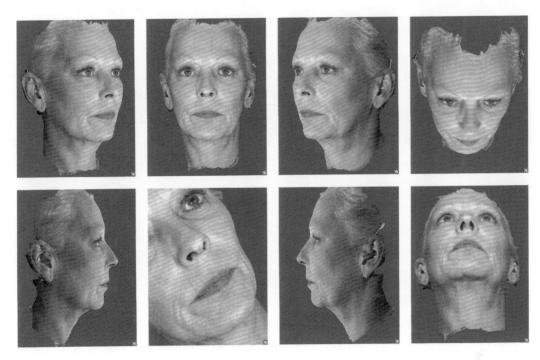

图 1.5　面部三维成像可用于评估和监测患者

　　还应注意在全球大多数地区，使用异体干细胞受到严格的监管。英国根据人体组织管理局[3]于 2007 年制定的人体组织条例《人体应用的质量与安全》进行监管，该条例规定了应用于人体的干细胞系的处理、储存和分配。美国国会于 1993 年通过了《美国国立卫生研究院振兴法案》，该法案赋予美国国立卫生研究院（National Institutes of Health，NIH）资助人体胚胎研究的权限。NIH 的干细胞研究指南于 2009 年发布[4]。但根据相关法规，各州与各国之间对于干细胞治疗明确的监管细则可能有所不同。

预后与随访

　　虽然再生治疗可逆转衰老的影响，但并不能永久阻断衰老。事实上，组织再生受到治疗刺激，该过程可能持续 3～9 个月，随之刺激作用逐渐减缓。尽管衰老的基线水平有所改善，但正常的衰老过程大约在 18 个月后再次启动。然而，具体疗效因人而异，本书后续章节和案例研究中会有所涉及。

参考文献

1. Costa DL, Yetter N, DeSomer H (2018) Intergenerational transmission of paternal trauma among US Civil War ex-POWs. Proceedings of the National Academy of Sciences 115 (44): 11215–1220; DOI: 10.1073/pnas.1803630115
2. Centers for Disease Control and Prevention: cdc.gov/genomics/disease/epigenetics.htm#
3. Human Tissue Authority: hta.gov.uk/policies/regulating-human-embryonic-stem-cell-lines-humanapplication
4. National Institutes of Health: stemcells.nih.gov/

第2章 胎盘源性干细胞

科学依据

　　再生医学的美妙之处在于"时光倒流永不迟"。已有相关研究证实，给予70岁皮肤细胞一个适宜的环境——含有适量氨基酸、激素以及生长因子，它们可以逆向分化至类似"胚胎"干细胞的状态。该研究具有重大意义，因为胚胎干细胞（和胎盘源性细胞）具有多向分化潜能，可分化为体内多种类型的细胞。该发现使 Sir John B Gordon 和 Shinya Yamanaka 获得2012年诺贝尔生理学或医学奖，以表彰他们证实成熟细胞可通过上述方式重新编程。该发现是打破传统规则的创新，让我们重新审视和看待再生医学的模式，也让我们更擅长于进行细胞功能的研究。众所周知，随着时间流逝，包括干细胞在内的所有体细胞都会逐渐失去潜能。然而，我们正处于一个可以主动利用干细胞以再生机体的新时代。干细胞可一直储存至患者可能需要的时间点。随着年龄增长，细胞间通信开始中断。上述现象属于九大"衰老标志"之一，九大衰老标志包括：细胞间通信改变、基因不稳定性、端粒缩短、表观遗传学改变、蛋白质稳态丧失、营养感知失调、线粒体功能障碍、细胞衰老和干细胞衰竭（图2.1）[1]。

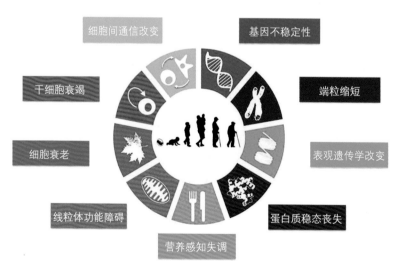

图 2.1　衰老的标志（From López-Otín C, Blasco MA, Partridge L, et al (2013) The hallmarks of aging. Cell. 153(6): 1194-1217. doi:10.1016/j.cell.2013.05.039. With permission.）

　　通常大约 80% 的细胞退化是由环境和生活方式所导致，其余 20% 则由 DNA 决定。这也解释了为什么人群中的一些人衰老得相对更快。因此，如果可以改变细胞间通信，组织就能恢复至更年轻的状态。

　　研究人类生命的起源，有助于认识干细胞在再生过程中为何发挥如此关键的作用。当关注于再生医学所发挥的作用时，胚胎干细胞和胎盘源性干细胞具有两个备受瞩目的主要功能：其一，它们可以自我增殖与复制，而不会在形态、功能或分化潜能上出现任何退化，因此每个新生干细胞都与母细胞具备同样的分化潜能；其二，它们能够分化为体内任何类型的细胞，就如同一张空白的画布，但它们有能力识别和适应所处环境。精子与卵子结合后形成合子细胞（受精卵）。在该阶段，受精卵具有细胞全能性且可以分裂，能够持续成倍分裂形成囊胚腔；囊胚腔外层细胞最终发育为胎盘，内部细胞团发育为胚胎；随后，前胚胎的细胞形成气球样的囊胚；在原肠胚形成过程中，囊胚会自行折叠以形成原肠胚的三个主要胚层，即内胚层（内层）、中胚层（中层）和外胚层（外层）（图 2.2）。

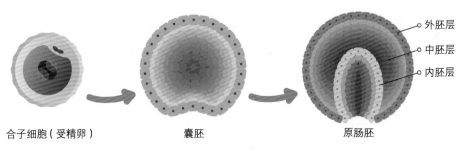

外胚层
中胚层
内胚层

合子细胞（受精卵）　　　　　囊胚　　　　　原肠胚

图 2.2　胚胎发育

　　胚胎干细胞能够分化并连接上述三层中的任何一层，因此具备多向分化潜能。但是，一旦进入某个特定胚层，它们就会分化为：内胚层干细胞、间充质干细胞或外胚层干细胞，上述细胞均为不同类型的多潜能细胞。它们可在各自的层次内持续分化为更特化的细胞亚群，直至成为单潜能细胞。因此，细胞之间存在分化潜能分级（图 2.3）。

　　原肠胚的三个胚层共同形成了体内所有不同的生理系统。外胚层发育为人体的体表组织，例如皮肤、毛发、指甲和口腔与肛门的内壁，以及大脑、脊髓和神经系统。中胚层发育为心脏、肌肉、骨骼和结缔组织。内胚层发育为呼吸系统和消化系统的内层。但身体的每个部位并非来源于单一胚层。皮肤内的一些腺体和连接层是由来源于内胚层、中胚层和外胚层的细胞所组成的复杂混合体。上述与再生医学的相关性在于：理想状态下，胚胎干细胞能被植入体内的任何部位。它们与所有的组织具有良好的相容性，因此不含有在某些情况下会引起免疫排斥反应的蛋白质。

　　在体内任何特定环境下，不同类型的单个细胞可以通过它们各自的分化群（cluster of differentiation，CD）标志物被识别。CD 标志物表示位于细胞表面的蛋白质，标识细胞的分化群（表 2.1）。非常重要的是胚胎干细胞不含 CD 标志物，因为它们还未经历任何分化；但

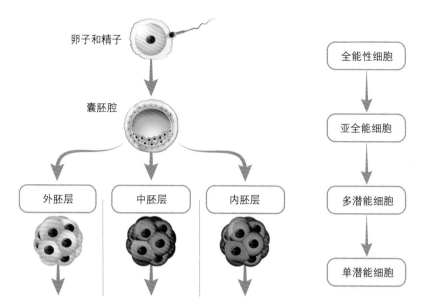

图 2.3 细胞分化潜能分级

表 2.1 分化群（CD）标志物

标志物	生物功能	标志物	生物功能
CD1	向自然杀伤 T 细胞呈递糖脂质	CD34	造血干细胞标志物
CD2	T 细胞黏附分子	CD40	B 细胞同型转换
CD3	与 T 细胞受体相结合的信号链	CD44	淋巴细胞黏附
CD4	T 细胞上 MHC- Ⅱ类辅助受体	CD45	淋巴细胞激活；记忆标志物
CD8	T 细胞上 MHC- Ⅰ类辅助受体	CD54	黏附分子
CD11	白细胞黏附	CD56	自然杀伤细胞标志物
CD14	脂多糖结合蛋白受体	CD58	黏附分子
CD18	β-2 整合蛋白	CD59	补体膜攻击复合体的调节因子
CD19	B 细胞信号转导	CD62L	T 细胞黏附于高内皮小静脉
CD20	B 细胞钙离子通道激活	CD80	抗原提呈细胞协同刺激受体
CD21	B 细胞激活	CD86	抗原提呈细胞协同刺激受体
CD25	白介素 -2 受体 α 链	CD95	诱导凋亡
CD28	T 细胞协同刺激分子	CD152	T 细胞负向调节因子
CD32	IgG 受体	CD154	参与 B 细胞增殖和同型转换

引自：Actor JK (2019) A functional overview of the immune system and immune components. In: *Introductory Immunology*, second ed., Elsevier. With permission.

干细胞能识别其他细胞的 CD 标志物，并可根据它们的潜能水平进行选择性分化。它们的分化潜能会随着进一步分化而降低，直至变成常规环境中不再分化的特定类型细胞。

当干细胞进入受损器官时，它们可在该器官中识别不同类型的 CD 标志物；随后，干细胞增殖并产生足够的细胞以促进器官修复。因此，有些干细胞实际上会变成修复细胞。干细胞还会向机体系统中现有的修复细胞发出信号，使它们趋化至受损区域。与人体免疫系统相关的不同类型 CD 标志物见表 2.1。其中，CD34 标志物最值得关注，因为它是造血干细胞的标志物，造血干细胞已被用于某些类型癌症的治疗。然而，我们还未完全阐明所有标志物如何相互作用。

除胚胎 / 胎盘源性干细胞外，成人体内还有三种获得干细胞的来源：骨髓、脂肪组织以及血液。虽然胚胎干细胞是干细胞最纯粹的形式，但它们的使用涉及伦理方面的考量——尤其是从胚胎或未出生的胎儿机体提取组织时，这具有侵入性。此外，英国的《人体组织法》目前禁止同种异体胚胎干细胞应用于第三方受助者。然而，如获得许可，胎盘源性干细胞可从出生时排出体外的胎盘组织中获取。加州儿童医院奥克兰研究所的研究人员于 2009 年发表的一篇研究证实：人类胎盘中含有大量表达 CD34 的造血干细胞，提示人类胎盘可能成为同种异体移植细胞材料的重要来源 [3]。目前，这些胎盘源性干细胞是最丰富的干细胞类型，它们还可用于合成生长因子。事实上，如今越来越多的父母选择储存自己孩子的干细胞，这也是我建议的，因为它们很可能成为后代在未来生活中接受再生治疗的宝贵资源。

综上所述，胎盘源性干细胞具有明确的科学依据：它们可被诱导成为多能性细胞，还可用于合成有价值的生长因子，用于再生医学治疗。

适应证与禁忌证

胎盘源性干细胞和生长因子应用的适应证逐渐广泛且多样化，包括关节炎、癌症、糖尿病、多发性硬化症、帕金森病和脑卒中。本书内容主要涉及医美治疗，所概述的医美应用通常适用于成年患者，需接受医学检查及全面筛查以排除罹患任何急性或潜在疾病的可能。胎盘组织和脐带血是培养间充质干细胞最丰富的细胞来源之一。这类间充质干细胞在愈合过程中发挥重要作用，其适应证与其他细胞治疗的适应证相似，包括但不限于以下几方面。

身体塑形

细胞疗法越来越多地应用于改善身体外观。由于审美的原因，有人可能对自己天生的外形不满，也有人可能因为疾病或创伤而遗留严重的瘢痕或身体损容性问题。通常细胞治疗和利用自体脂肪组织进行脂肪移植可解决上述问题。移植手术可从自体某一区域获取自然产生的填充物，再将它移植至身体的其他位置。手术联合干细胞或生长因子时，就有可能获得更自然的效果。可联合的手术包括隆胸、臀部及腹部轮廓塑形、提臀和改善皮肤下垂。

面部年轻化

　　细胞治疗具有使面部容光焕发的作用，让面部外观看起来更充盈、更水润、更健康，还可以消除面部细纹和皱纹。干细胞生长因子可在联合其他再生技术（例如生物活性填充剂和埋线技术）取得疗效的过程中发挥重要作用。再生技术对于因衰老或环境因素所致组织退化的患者将发挥显著的疗效。

　　在医美治疗领域，面部的五个层次受到特别关注，包括皮肤层（包含表皮层和真皮层）、皮下脂肪（包含皮下层和不同的脂肪垫）、肌肉、韧带和肌腱，以及骨骼层（包含骨膜和深筋膜）。

　　图 2.4 来源于 2019 年发表的一项研究："容量缺失是面部衰老的重要原因，通过外科手术和无创治疗联合容量填充的治疗方式来实现面部年轻化，这些新的认识属于近年来面部年轻化领域最重要的进展。由于所有结构性组织在面部衰老过程中均发挥相应作用，因此想要重塑面部年轻化的特征（或建立先天不具备的特征），骨骼框架至皮肤层均需考虑在内。[4]"

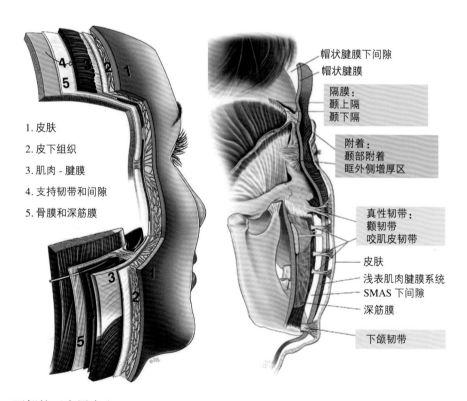

1. 皮肤
2. 皮下组织
3. 肌肉 - 腱膜
4. 支持韧带和间隙
5. 骨膜和深筋膜

帽状腱膜下间隙
帽状腱膜

隔膜：
颞上隔
颞下隔

附着：
颞部附着
眶外侧增厚区

真性韧带：
颧韧带
咬肌皮韧带

皮肤
浅表肌肉腱膜系统
SMAS 下间隙
深筋膜

下颌韧带

图 2.4　面部的五个层次（From Fitzgerald R, Carqueville J, Yang PT (2019) An approach to structural facial rejuvenation with fillers in women. Int J Women Dermatol. doi.org/10.1016/j.ijwd.2018.08.011. With permission.）

　　实际上，在面部五层中的一层或多层中应用再生疗法可能会获得极佳的疗效。美国皮肤科医生 Thomas Fitzpatrick 根据不同类型皮肤对紫外线（紫外线影响衰老进程）的反应情况，将皮肤分成六种类型[5]，即 I～Ⅵ型。I 型最为敏感，特征为从不晒黑，总是晒伤；Ⅵ型最不敏感，特征为总是晒黑，从不晒伤。

　　在治疗面部时，许多值得关注的再生细胞位于皮肤的表皮层与真皮层的交界处，即基底层（图 2.5）。

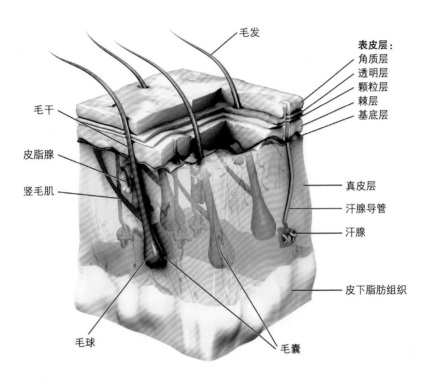

图 2.5　皮肤结构横截面

　　胶原蛋白占人体蛋白质总量的 30%，占皮肤重量的 70%，是迄今为止体内最丰富的纤维蛋白，也是细胞外基质最重要的组成成分。人体已鉴定出 29 种不同类型的胶原蛋白，其中 12 种是从皮肤中发现的。皮肤中大部分胶原蛋白为 I 型胶原蛋白，占比高达 85%，呈现疏松的编织状结构，与弹性蛋白一起使皮肤具有弹力和张力。皮肤中其余的胶原蛋白主要为Ⅲ型胶原蛋白，占比为 10%～15%，其纤维结构更致密。随着年龄增长，皮肤中的胶原蛋白会逐渐降解（图 2.6）。

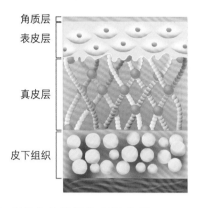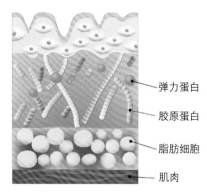

角质层
表皮层
真皮层
皮下组织

弹力蛋白
胶原蛋白
脂肪细胞
肌肉

图 2.6   年轻与衰老皮肤的结构差异表现

年轻皮肤对比衰老皮肤

脱发

再生医学的迅猛发展使脱发不再是难以解决的问题，在重建头皮内的生发结构方面已经有了令人瞩目的进展。男性型和女性型脱发、发际线后移、产后脱发和头发稀疏的患者均可从生物修复方法中受益。治疗脱发的基础是创造一个营养丰富的环境以促使毛囊活跃。如果毛囊微环境得以改善，处于休眠状态且不再生长健康头发的毛囊将获得新生。干细胞和生长因子具有改变毛囊微环境的能力，将它们直接注射至头皮，休眠的毛囊被重新唤醒，开始像新生毛囊一样发挥作用，使问题区域开始生长健康的头发。如果问题部位仍有毛发存在，也可通过上述治疗对其进行数量补充，达到非常确切的治疗效果。一旦问题区域的毛发完全消失，那么唯一的治疗方式就是将头皮另一个毛发丰富区域的毛囊移植至问题区域。头皮再生治疗可作为毛发移植手术前的良好预处理方式，因其改善了被移植区域组织的质量，还可提供术后维养支持。上述方式意味着或可通过促进问题区域新生毛发，连同现存毛发，以达到覆盖头皮的效果。那些存在发际线后移（或太阳穴、头顶或后颈周围毛发稀疏）的患者可能会发现通过细胞治疗能获得预期的疗效。

改善瘢痕

创伤后遗留瘢痕的患者是医美治疗获益最大的人群。既往对于已形成的瘢痕常常难以改善，因其主要由坚硬的Ⅲ型胶原组成，其中的任何细胞几乎均无血供，处于惰性状态。这提示了修复与再生之间的区别，实际上两者之间存在平衡。瘢痕是人体修复受损组织的机制，其由坚韧的结缔组织构成，像在伤口处形成一层永久性生物贴。再生治疗以不同的方式发挥作用，通过促进健康细胞的新生和Ⅰ型胶原的合成，以更替受损组织并恢复功能。

创面愈合

这是一个与瘢痕修复相关的领域，通过采用该方法以促进创面愈合并降低未来瘢痕化的风险。医美治疗越来越多地被应用于治疗因损伤或手术造成的创面。再生医学技术的应用不仅可以加速愈合过程，还可以让患者获得更好的疗效。例如，我最近受邀对一名患者进行评估和治疗，该患者曾接受颅骨单侧癌变肿瘤切除手术。手术无疑挽救了他的生命，但术后头部一侧的突出位置却遗留了凹陷性外观。在早期阶段对上述类型的创面进行再生治疗，可获得改善的效果。

如果患者病情相对稳定，干细胞治疗的禁忌证则相对较少。然而，如第 1 章所述，有三点值得广泛关注。第 1 点，患者需要足够健康及状态稳定，才能经受备选的治疗。第 2 点，当采用静脉注射的方式进行干细胞和细胞治疗时，可能会导致细胞在身体的滤过系统（肝、肾和肺）蓄积（见下文）。因此，应意识到进行全面健康检查的重要性。如果需要对急症或潜在疾病进行医学干预，则应将患者转诊至相关领域的专家。例如，每当癌症患者来面诊，我总会推荐他们到正规的医疗机构，以确保能针对具体病情采取最佳的治疗方案。然而，如果患者在接受特定治疗（如化疗）后感到疲惫，我们可以在治疗后给予其极大的帮助。对于上述情况，在尝试过多种传统疗法但效果不佳后，干细胞和其他细胞疗法可能会达到预期的疗效。

第 3 个关注点与第 1 章所概述的心理因素相关。

操作技术

通常干细胞治疗有两个主要来源，分别是自体干细胞和同种异体干细胞。自体干细胞治疗是从患者自体获取再生细胞和生长因子，然后再移植至所需治疗的区域，患者既是供体也是受体。在异体干细胞治疗中，干细胞来自外部供体或通过体外扩增获得；因此，当用于治疗第三方时，来自脐带血的胎盘干细胞和生长因子为同种异体。

细胞治疗可以采用同源或非同源。同源治疗在临床应用的是人源性细胞或组织产品，其作用方式与在体内正常发挥功能的内源性细胞相同，例如从下肢区域获取脂肪细胞作为脂肪填充剂应用于面部填充。然而，由于干细胞可以分化，也可以非同源方式应用。当干细胞被移植至体内时，它们发挥三个重要的作用。

首先，干细胞通过蛋白质信使从受损或死亡细胞接收求救信号；随后，它们迁移至受损区域，并诱导其他再生细胞作出相同反应，以刺激该区域组织再生并加强血供和营养供应。

其次，干细胞抑制由机体免疫应答导致的负性炎症反应（如不加以调控，可能会阻碍再生进程）。上述功能使干细胞在新型冠状病毒肺炎（导致严重的肺部炎症）的治疗中备受关注。

最后，纳米脂肪移植物通过自身或刺激组织现有的干细胞进行增殖和分化以替代受损或死亡的细胞。

在治疗瘢痕组织或任何丧失功能细胞的组织时，应考虑到这类组织处于非活跃状态且无法与干细胞进行信息交流，所以会影响治疗效果。类似的情况也适用于在没有软骨留存的受损部位尝试进行软骨再生。在这种情况下，有必要使用异体组织或源于自体其他部位的细胞，并在实验室条件下进行预处理，以激发出正确的信号，然后与生物支架结合移植至目标区域。

纳米脂肪移植治疗的关键在于移植方式。在收集脂肪细胞时，需要将其血管从组织中分离（换言之，使其变成无血管状态）；然后，它们将以脂滴的形式被注入体内。然而，只有脂滴边缘 0.3 mm 处随后能获得来自周围组织的氧气和营养物质滋养。因此，直径 1.2 mm 脂滴中内径为 0.6 mm 处的脂肪细胞无法存活，最终死亡。在特定数量范围内，上述无法存活的脂肪细胞将被无害化排出体外，不会堵塞人体的滤过系统。因此，脂滴越小，脂肪内径越小，则浪费就越少。基于上述原因，我们使用一种纳米脂肪移植技术输送含有干细胞但直径不超过 1.2 mm 的脂滴。为实现上述过程，样品需要采用过滤器去除结缔组织及其他多余的颗粒。结果是大约 50% 的细胞能存活，由于细胞的增殖，相当于保留了 80% 移植体积的细胞。

在包括英国在内的全球许多地区，所有非同源细胞治疗均须获得药品和保健品监督管理局（Medicines and Healthcare products Regulatory Agency，MHRA）许可证或同等效力许可证，才能被用于再生治疗。因此，胎盘源性干细胞的使用需开具处方，并受到严格的规章制度约束，包括 DNA 筛查以排除任何基因异常。

当患者前来接受治疗时，首先会记录他们的病史并进行全面体检。根据患者情况，可能会进行 CT 或 MRI 扫描，建立基线以监测治疗进程的改善情况。还可以进行 DNA 检测以通过 DNA 糖基化确定患者的细胞年龄。该检测十分必要，因为一定程度上，人的生理年龄会与实际年龄不符。

预防并发症

干细胞治疗技术安全且有效，但一名优秀的医生永远不会满足于此。医生应通过多种技术来保护患者，将并发症的风险降至最低。前述的纳米移植物是降低并发症发生率的重要手段，该技术能降低使用的干细胞浓度。三个疗程的干细胞静脉注射，其总量通常被限制在 250 万 ~ 500 万个。上述总量已经足够而且是有效的剂量，但仍明显低于某些地区所报道的 1 亿个干细胞数量。如果患者正在接受如此高剂量的治疗，则只能在医院内进行，因为在院内可及时检测到患者机体滤过系统相关的并发症，如肺栓塞等。

预后与随访

　　应告知患者详细的术后康复建议。根据治疗的具体情况，患者可能需要休息，在 1 周或更长时间内只能进行轻度运动。患者可能还需要执行一个特殊计划，其中包括康复或物理治疗。当然，医生应该密切监测患者的康复进度，以确保获得最佳的疗效。第 3 章、第 7 章以及后续案例展示中将重点介绍我在实践过程中所获得的疗效数据。

参考文献

1. López-Otín C, Blasco MA, Partridge L, et al (2013) The hallmarks of aging. Cell. 153(6): 1194–1217. doi:10.1016/j.cell.2013.05.039
2. Actor JK (2019) A functional overview of the immune system and immune components. In: Introductory Immunology, second ed., Elsevier. doi:10.1016/B978-0-12-816572-0.00001-2
3. Serikov V, Hounshell C, Larkin S, et al (2009) Human term placenta as a source of hematopoietic cells. Exp Biol Med (Maywood). doi:10.3181/0809-BC-262
4. Fitzgerald R, Carqueville J, Yang PT (2019) An approach to structural facial rejuvenation with fillers in women. Int J Women Dermatol. 5(2019); 52–67. doi.org/10.1016/j.ijwd.2018.08.011
5. Fitzpatrick TB (1975) Soleil et peau [Sun and skin]. Journal de Médecine Esthétique (in French). (2): 33–34.

第**3**章　案例研究（一）

患者 A：SVF、PRP、脂肪移植与激光治疗外伤后瘢痕（图 3.1、3.2）

　　一名 20 多岁的男性患者因在服兵役期间受伤，导致面部外伤性瘢痕及组织缺损。使用再生疗法的目的是促进细胞再生，以改善瘢痕、重建受损组织并改善肤质。治疗包括激光联合富血小板血浆（PRP），随后进行脂肪移植联合基质血管组分（SVF）治疗。

　　患者资料：

- 年龄：21 岁
- 性别：男
- Fitzpatrick 皮肤分型：Ⅱ型
- 临床表现：外伤后瘢痕

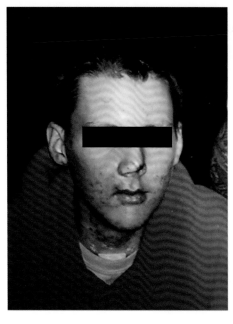

图 3.1

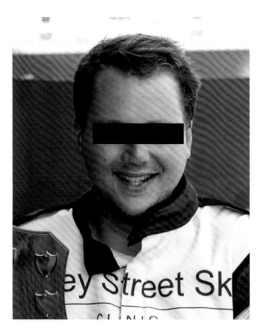

图 3.2

简介

外伤后瘢痕难以治疗，通常会导致患者终身毁容。瘢痕组织主要由Ⅲ型胶原蛋白组成（通过成纤维细胞合成，并沉积于细胞外基质）。瘢痕由密集排列的Ⅲ型胶原纤维组成，这些纤维形成的结缔组织通常呈平行线状，无明显血流，且缺乏功能细胞。大量研究证实了细胞外基质结构对于皮肤再生的重要性[1]。瘢痕组织在深层创面上方形成桥状连接，通常很难刺激真皮层及皮下组织的新生。

案例介绍

这名 21 岁的男性曾在阿富汗服役。他 18 岁时因战地触雷导致腿部、手臂、胸部、颈部、面部和鼻部均受重伤，接受战时应急抢救后，由医护人员陪同空运至后方医院。该患者由于爆炸导致腿部部分缺失，需通过手术切除双下肢（他是经历双侧截肢手术最年轻的英国士兵）。患者经历如此严重的创伤，心理状态势必受到影响，因此完全可以理解他在接受治疗时（在他人鼓励下）举止安静且沉默寡言。体格检查显示弹片所造成的创伤穿透皮肤，深达皮下组织，前额、面部和颈部都有凹陷性瘢痕。患者右上唇有一空腔缺损，鼻部大量软骨缺失；颈前侧形成瘢痕疙瘩，以至于在进行气管造口术后仍感到不适。面部和颈部损伤处已被致密的瘢痕组织完全替代。因此，除非联合多种再生治疗技术，单一使用激光治疗技术难以获得改善。同样，瘢痕接受穿刺活检后可能会遗留缺损，该孔道逐渐会被瘢痕组织所替代。除了上述情况，患者仍在适应失去双腿及下体创伤的痛苦，包括生殖器区域的创伤，这导致睾酮水平降低；因此，患者面部毛发稀少，比受伤之前看起来更"不成熟"。仔细评估患者的受伤情况后，我们认为其身体状态足够稳定，可以接受再生治疗。

治疗方案

我们制订了一个适合的治疗方案，将细胞材料导入至目前面部和颈部区域的缺失处，最终使得健康的新生皮肤替代瘢痕组织。首先使用温和的激光治疗软化瘢痕，并联合 PRP 治疗以提供再生支持。在大量正常组织被破坏的区域，通过自体纳米脂肪移植术将脂肪组织注射至瘢痕下方；随后进行密集的激光治疗，并联合 SVF 深层注射，以刺激并加速细胞再生。通过皮肤活检获取 SVF，并在无菌细胞实验室使用胰蛋白酶对其进行处理。治疗需进行多次，每次治疗时间约 1 h。采用局部或区域麻醉，适当时可采用神经阻滞麻醉。大约需要进行 10 次激光治疗，每次治疗后约需 1 周的恢复期，联合 PRP 和 SVF 能加速愈合。我们还提供 Recell 喷雾治疗[1]，以帮助修复皮肤表层。由于鼻部修复需要进行软骨移植，故患者被转诊给一位与再生团队合作的整形外科专家。气管造口部位的瘢痕疙瘩给予类固醇注射（40 mg/ml 曲安奈德），联合低剂量 A 型肉毒毒素注射以软化组织。同时，建议患者补充膳食营养以提供雄激素支持。整个治疗方案规划时间约为 2 年。在此期间需定期对患者进行心理疏导。

讨论

我们所采用的治疗方案不仅能减少瘢痕组织，还将细胞材料导入至治疗区域刺激再生进程，以达到最佳疗效。最初的激光治疗奠定了治疗基础，联合 PRP 含有的自体生长因子一起提供初始刺激。脂肪移植发挥了重要作用，因为脂肪组织是人体最易获取干细胞和储量最丰富的来源之一。随后，通过导入已激活的自体再生细胞，并注射 SVF 进一步加速再生进程。由于 SVF 来源于皮肤组织，因此它就像是特制的"细胞浓汤"，含有大量的成纤维细胞、纤维细胞、角质形成细胞和黑素细胞。如果仅使用脂肪来源的 SVF，则不会含有上述类型的皮肤细胞。通常 SVF 溶液的细胞中仅含不到 0.1% 的全能干细胞，其他类型的细胞也发挥着重要作用。干细胞需要来自受到损伤、应激或炎症激活的细胞指令。例如，当 SVF 中的黑素细胞进入瘢痕组织时，干细胞会因血供不足而受到应激刺激；因此，它们释放干细胞可感知的细胞因子和趋化因子。随后，干细胞开始复制并诱导营养丰富的血液供应至该区域。综上所述，再生细胞被导入至原本不存在的区域，并给予一定的刺激以启动组织的新生。SVF 的作用类似于液体组织的注射，以实现相当于细胞皮肤移植的效果。

效果

患者的瘢痕和肤质均获得极大改善，现在皮肤柔软且弹性几乎恢复正常。患者的面部特征不仅得到修复与再生，还恢复至年轻化状态。治疗效果对患者的心理健康状况产生十分积极的影响。我十分开心他已恢复自信，不仅代表国家参加残奥会，还组建了新家庭并成为一名自豪的父亲，拥有了可爱的女儿。

患者 B：PRP 联合激光应用于 PCOS 痤疮的治疗（图 3.3、3.4）

一名 20 多岁的女性患者主因重度痤疮到院就诊，面部存在明显的炎症与瘢痕。检查后发现多囊卵巢综合征（polycystic ovarian syndrome，PCOS）是诱发其痤疮的根本原因。我们采用二甲双胍和螺内酯进行治疗，联合 PRP 和激光技术促进细胞再生，以改善肤质并修复和改善由痤疮遗留的瘢痕。

患者资料：

• 年龄：28 岁
• 性别：女
• Fitzpatrick 皮肤分型：Ⅱ型
• 临床表现：痤疮

简介

成年女性痤疮通常是由于皮肤的遗传倾向对于正常水平的雄激素更为敏感，或是由于雄

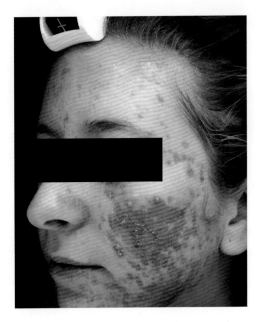

图 3.3

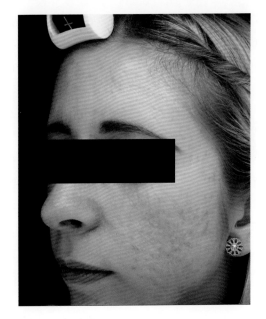

图 3.4

激素水平过高，如 PCOS 或其他激素异常状态。PCOS 属于代谢性疾病，可能导致体重管理困难、多毛症、葡萄糖耐量受损和抑郁症等。如不及时治疗，可能会导致不孕。因此，在评估慢性痤疮时，医生应始终评估是否存在潜在疾病，如 PCOS。

案例介绍

　　女性患者，28 岁，从事化妆品行业工作，主因重度痤疮寻求治疗。患者自诉其痤疮在青春期后持续存在并逐渐加重。患者曾服用异维 A 酸，但由于出现不良反应（抑郁症），随后停药。查体显示患者存在明显的炎症反应和重度痤疮并伴有瘢痕。患者皮肤屏障受损，炎症已开始破坏真皮层和皮下组织结构。其面颊的脓疱逐渐融合成片，在皮下形成更大面积的脓疱。颞区也因此受累，形成凹陷性瘢痕（冰锥型）。值得关注的是患者面部一侧有毛发生长，导致出现细小的鬓毛。痤疮不仅疼痛，还会影响到女性的整体健康和职业生涯（患者认为外观很重要）。患者体重正常，但由于年龄和面部毛发的存在，怀疑 PCOS 是潜在病因。通过血液检测和卵巢影像学检查证实上述诊断。

治疗方案

　　我们采用多学科联合治疗方案，将患者转诊至专注 PCOS 的妇科专家，以便接受 POCS 的基础治疗。因此，任何针对痤疮再生治疗的效果均可持久。建议使用 PRP 联合激光治疗以刺激皮肤和皮下组织的细胞再生。二甲双胍用于抑制和改善 PCOS 进程，同时采用多西环素抑制感染及减轻炎症。由于女性皮肤敏感，禁止使用过氧化苯甲酰。局部使用乙醇酸和水杨酸以及低剂量视黄醇以改善肤质。最初 PRP 是通过表面涂抹血清联合温和的激光进行治疗（Smart Xide dot 激光，功率 8 W，间距 800 μm，脉宽 0.8 ms）。随着治疗的推进以及皮肤结构的改善，也可通过皮内和皮下注射 PRP。我们指导患者改善生活方式，建议其采取低血糖指数（glycemic index，GI）饮食并制订运动计划，以消除该综合征代谢效应的不良影响，从而进一步实现激素和代谢稳态。

讨论

本案例展示了再生医学治疗技术的价值。该方案治疗的是包括心理在内的完整个体，而不仅是治疗身体的某个特定部分，如皮肤。倾听患者的需求和价值观至关重要，这样我们可以定期提供心理疏导及生活方式建议，有助于获得积极且持久的疗效。本例患者早已出现明显的真皮层瘢痕及皮下组织缺损，表明其自身细胞的再生能力可能因 PCOS、过度炎症反应及应用异维 A 酸（抑制细胞复制的抗有丝分裂剂）被抑制；因此，对本例患者采用了富含自体血小板和生长因子的 PRP 联合激光治疗，以促进细胞激活并帮助改善炎症反应。采用上述治疗方案的预期效果是重新启动机体自身的自然再生过程。治疗开始后，3 个月内可见红肿及炎症减轻；6 个月后，针对 PCOS 的治疗开始起效，患者皮肤的整体功能及外观均有显著改善。患者连续服用二甲双胍，停药后病情持续好转，血液检查稳定。然而，她仍经历数次痤疮暴发，故采用低剂量的螺内酯以抑制雄激素对皮肤的影响。激光联合 PRP 治疗持续了 18 个月，以改善瘢痕。

效果

治疗 24 个月后，患者的痤疮得到控制，仅偶尔出现轻度丘疹，未出现脓疱暴发或脓液。面部瘢痕的治疗改善了她的外观，她愈发美丽且更显年轻。不仅身体情况得到改善，患者的自信心及生活质量也极大提高。如果没有寻求痤疮治疗，她的 PCOS 可能仍未被发现，可能还会导致不孕、肥胖和糖尿病。

患者 C：多重剥脱性治疗联合外用护肤品在黄褐斑的应用（图 3.5、3.6）

一名 40 多岁的女性患者因黄褐斑来院就诊，其面颊和前额出现斑片状色素沉着。就年龄而言，她的面部皮肤和皮下组织状态良好，身体健康状况稳定。使用化学剥脱疗法联合外用护肤品（酪氨酸酶抑制剂）共同刺激细胞再生，以改善色素沉着、恢复皮肤状态并促进皮肤再生。

患者资料：

• 年龄：42 岁

• 性别：女

• Fitzpatrick 皮肤分型：Ⅳ型

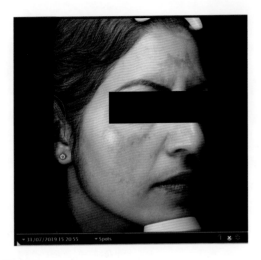

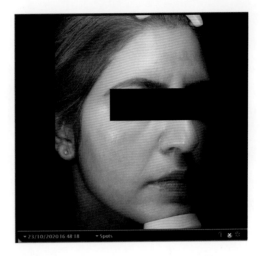

图 3.5

图 3.6

- 临床表现：黄褐斑

简介

黄褐斑是一种遗传性疾病，大量不成比例的黑素细胞引起色素沉着，以斑片状沉积于皮肤中。黄褐斑通常好发于前额、面颊、下颌和面部两侧。由于黑素细胞异常拥挤导致其对诱发因素的影响非常敏感，诱发因素包括衰老、紫外线照射或激素变化（如雌激素水平升高）。黄褐斑会极大地影响个体的外观，从而影响他们的自信心及心理健康。治疗方式通常包括药物、外用护肤品和（或）化学剥脱，以增加机体皮肤细胞的自然更新。

案例介绍

这位个体女商人的前额、眼周、鼻子和下颌都有明显的色素沉着斑。她主诉色斑最初是在其 30 多岁生完两个孩子后出现的。黄褐斑有时俗称为"怀孕的面具或妊娠斑"，因为它会在孕期和产后对女性的外观产生影响。黄褐斑影响她的自尊心，以至于她讨厌照镜子，不愿意拍照。尽管面部色斑明显，但她面部组织的整体质地相对较好。VISIA 皮肤仪分析她的皮肤生理学年龄约为 40 岁（比实际年龄小 2 岁），这表明患者的细胞外基质可接受多重剥脱性治疗，而无须通过 PRP 等治疗进行额外的细胞刺激。

治疗方案

治疗方案包括创造一个再生环境，以增加皮肤细胞的更新，去除皮肤已沉积的色素，也有助于患者面部组织达到更年轻的状态。首先口服氨甲环酸片（每日一次，每次 250 mg，持续 6 周），以抑制黑素细胞合成黑色素；联合外用皮肤护理产品，包括低剂量的视黄醇和维生素 C，以温和地刺激皮肤；随后使用具有特殊配方的化学性剥脱面膜，面膜含有的活性成分可对皮肤产生刺激，抑制黑色素合成并刺激再生。活性成分包括：壬二酸、曲酸、植酸和抗坏血酸，以及视黄醇棕榈酸酯和熊果苷。上述化学物质共同抑制黑色素的合成，酸类成分会刺激成纤维细胞释放细胞因子和趋化因子，两类因子作为求助信号刺激再生细胞。面膜敷 12 h，在此期间，功效成分被皮肤吸收至富含再生细胞的基底层，黑素细胞也位于此处。化学性剥脱后使用 3 个疗程的护理霜，其中含有与面膜成分效果相似的温和配方，如含有二氧化钛等成分，以预防紫外线的进一步损伤，以及氢醌和熊果苷进一步抑制酪氨酸酶（一种将天然氨基酸、酪氨酸转化为黑色素的酶）的作用。患者剥脱后第 1 个月需每日居家使用护理霜 3 次，第 2 及第 3 个月内每日使用 2 次，第 4、第 5 和第 6 个月内每日使用 1 次。之后，黄褐斑还可以通过紫外线防护、使用营养素和抗氧化剂等局部皮肤护理产品进行维持治疗。

讨论

在正常皮肤中，每 40 ~ 60 个其他皮肤细胞中有一个黑素细胞。这些黑素细胞位于表皮基底层 [2]，其功能是预防紫外线对其他细胞造成伤害。它们通过产生色素发挥作用，色素在其他细胞间横向分布以起到保护。如果黑素细胞因炎症、创伤、雌激素水平升高或自然紫外线而受损，它将停止以正常方式分布色素颗粒。相反，为了保护自己，它会大量向表皮层合成黑色素。黄褐斑患者的上述情况易与以下状态混淆：皮肤基底层中的黑素细胞密度更高，呈一定的分布方式，即使在正常情况下也会合成更多的黑色素，因此随着年龄的增长，黑色素会不断蓄积；当色素上移至皮肤表面时，就会产生颜色较深的斑片；直至黑色素随皮肤自然脱落，斑片才会消失。表皮层细胞更新周期大约为 3 个月，真皮层细胞需 18 个月，而在真皮深层需长达 3 年之久。患者了解上述细胞更新周期十分重要，而且在治疗初期，皮肤斑片可能会更明显（随着色素沉着向表层上移）。然而，通过为患者创造再生环境，可在 4 个月内取得显著效果，此后皮肤状态得到持续改善。因此，面膜内的化学性功效成分会刺激再生细胞，以增强细胞间通信并触发再生与修复。在面膜后使用治疗霜，实际上是持续发挥作用，等同于接受长时间不同程度的剥脱性治疗（而非反复的深层剥脱，因为有可能造成瘢痕或皮肤衰竭的风险）。这种联合治疗对于患者皮肤可起到十分显著的疗效。后续的 VISIA 分析显示，与治疗初始时相比，患者皮肤的生理学年龄从 40 岁回到 34 岁。

结果

患者的黄褐斑在 4 个月内得到有效改善，仅在原有明显色素沉着的区域遗留红斑（图 3.7 和图 3.8）；面部组织更饱满，透明质酸和胶原蛋白含量增加；眼周皮肤更紧致，皱纹减少。患者的黄褐斑不仅得到改善，还获得了皮肤年轻化的效果（图 3.9）。

治疗前，前额、眼周、鼻部和下颏可见色素沉着斑，影像学检测显示患者皮肤的生理学年龄为 40 岁，比实际年龄小 2 岁。治疗约 15 个月后，患者皮肤的生理学年龄为 34 岁，实际年龄为 43 岁。

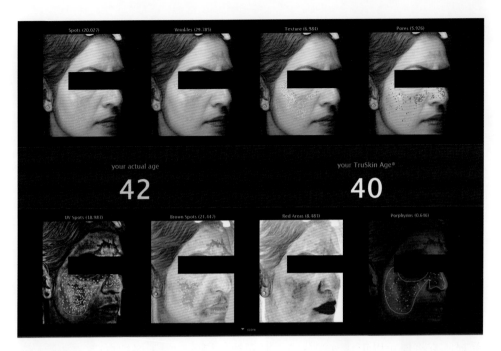

图 3.7 治疗前

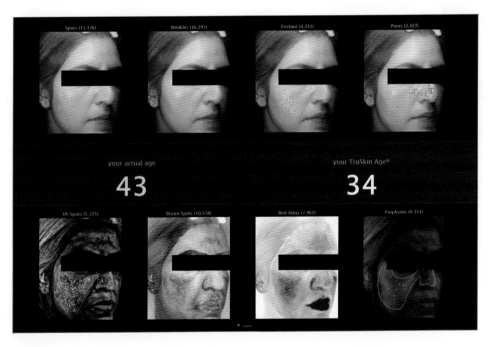

图 3.8 治疗后

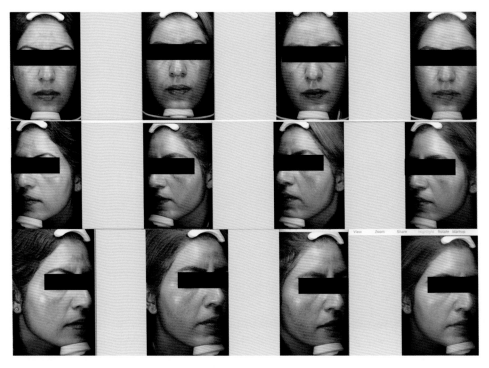

图3.9 组织改善情况（从左到右）：治疗前（7月31日），11月2日，12月3日，次年10月4日（约15个月后）

参考文献

1. Dallon JC, Sherratt JA, Maini PK (1999) Mathematical modelling of extracellular matrix dynamics using discrete cells: fiber orientation and tissue regeneration. J Theor Biol. 199(4): 449–471. https://europepmc.org/article/med/10441462
2. Cichorek M, Wachulska M, Stasiewicz A, et al (2013) Skin melanocytes: Biology and development, Postepy Dermatol Alergol. 30(1): 30–41.

第4章 脂肪源性干细胞与细胞激活

科学依据

"脂肪"一词往往让人产生很大困惑，我们很容易习惯性地把所有类型的脂肪与负面影响相联系。实际上，脂肪组织是一个庞大器官的组成部分，在整个人体中发挥着多种功能。肥胖才是人体的敌人，而非处于健康水平的脂肪。脂肪组织的有益功能包括作为重要的能量储备库，以及在缺乏碳水化合物时作为备用能量的来源。人体的脂肪还有助于清除、储存和排泄毒素，并在激活某些药物时发挥重要作用。脂肪细胞不仅可以调节雌激素等性激素的合成，还能作为前列腺素的组成部分参与调节免疫系统及其炎症应答反应。此外，脂肪具有绝缘、缓冲和塑形的天然属性，因此它能在医美治疗中发挥积极作用也不足为奇。脂肪组织富含多向分化潜能的脂肪源性间充质干细胞（adipose-derived mesenchymal stem cells，ADMSCs），但这些细胞通常处于休眠状态，还未完全发育成活跃的干细胞。这些休眠的细胞就像储存在仓库的弹药，坚守在适合的位置，随时候命。随着年龄的增长，机体已无法快速调动"仓库的弹药"，不再像年轻时的状态，细胞间通信也逐渐减弱（图4.1）。

随着年龄的增长，新陈代谢逐渐变慢，这也是再生医学总是聚焦于干细胞再激活的原因。细胞智能还体现在储存于机体各处的休眠干细胞：大自然好像预料到未来的某一天，我们的医学会走到能够利用这些休眠细胞的那一步。

35岁时，机体的自我再生能力达到顶峰，并开始下降。激素的变化意味着体内休眠状态的干细胞更难以被激活。随着机体自愈能力的减弱，由于损伤或疾病等因素造成更加严重的组织破坏和瘢痕形成。然而，再生医学让我们能够通过一种称为"细胞激活"的过程来扭转上述现象。如果分离脂肪组织并随后收集休眠的干细胞，这样我们就可以有效地唤醒休眠状态的干细胞，并激活它们相应的功能。如果将这些激活的干细胞混入纳米脂肪移植物中，然后作为天然填充物注射入体内，它也会唤醒这些靶组织中其他的干细胞，从而刺激目标区域的组织再生。这就是细胞激活过程。这种移植方法比非激活的脂肪移植更为有效，被激活的干细胞将对我们体内治疗靶区域中死亡或受损的细胞作出应答反应。

除含干细胞外，脂肪组织还含有许多其他类型的再生细胞和免疫细胞，这进一步增加了脂肪组织的功能多样性。这些细胞包括周细胞、巨噬细胞、白细胞和淋巴细胞等，还包括被储存起来的不同类型的前体细胞，等待激活以进行快速再生。如果说干细胞像军队里的将军，那么其他再生细胞就像等待召唤的预备役军人，随时听令准备好上阵或撤退。周细胞沿血管壁分布，既往它的确切功能对于研究人员一直是个未解之谜。但如今我们知道周细

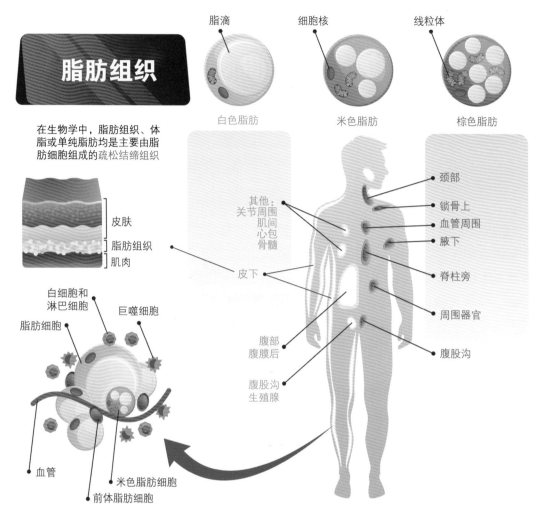

图 4.1　全身大约 80% 的脂肪位于皮下，主要由白色脂肪组织（white adipose tissue，WAT）组成，以大脂滴的形式储存能量。普通脂肪组织中还含有米色脂肪，当体温下降时会产生热量。而棕色脂肪含量较少，仅存在于身体的特定部位，例如脊髓和肾脏

胞发挥着重要的修复作用，主要是刺激血管新生并改善血供。当受损区域的周细胞被激活时，它们会分化为间充质干细胞，还能分化为其他类型的再生细胞。因此，周细胞是人体天然"武器库"的另一组成部分。当我们处理脂肪组织时，可以提高激活的干细胞浓度，以超过周细胞本身能够提供的基线浓度水平。

　　虽然多年来关于非激活脂肪移植的长期有效性存在很多争议，但有一点毋庸置疑，即能够通过使用脂肪源性干细胞给患者带来惊人的治疗效果。一项 2017 年发表的意大利研究对手术脂肪采集和移植的历史演变进行了分析并得出结论："脂肪组织实际上是最接近理想状态的填充物，因为它具备以下属性：含量丰富、取材便捷、供体部位发病率低、可重复性、费用低、适应证广泛以及良好的生物相容性"[1]。

有趣的是，虽然脂肪组织富含干细胞，但高浓度的间充质干细胞却位于颈部以上的皮肤（图 4.2），以及几乎无法获取的牙髓内。牙齿承受大量的压力和损伤，需要这些干细胞维持健康。骨髓是另一个丰富的储藏库，但同样不易获取。

适应证与禁忌证

ADMSCs 的医美治疗适应证非常广泛。提纯后的自体干细胞可多次注入体内，与脐带间充质干细胞一样有效。但需要关注一些重要的质控条件。例如患者自身 DNA 可能随着年龄增长而受损或退化，其自体干细胞的功能则相对较弱。自体干细胞可能保存着对过去创伤或疾病的记忆，这些记忆潜在影响它们的功能。然而，一旦它们被激活，通常都能很好地发挥功能。许多患者使用其自体细胞材料时会更放心，这也是自体干细胞治疗的一个优势。无论是出于个人选择，还是道德或宗教立场，许多患者不希望使用异体捐赠来源的材料。但讽刺的是，获取自体干细胞的过程需要进行小手术，实际上这略微增加了治疗的风险。

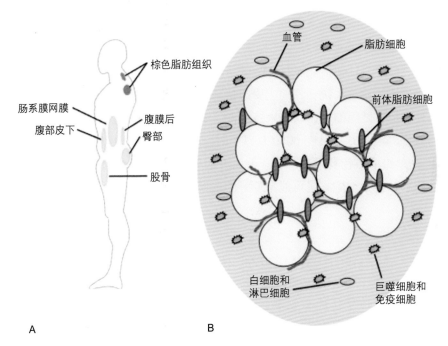

图 4.2　正常的脂肪组织包括两个细胞组分：脂肪细胞和基质血管组分，两者均被细胞外基质包围。脂肪组织容积的大部分是由大脂肪细胞组成，但这些细胞在整体细胞构成中不足 40%，其中还包括前体细胞（如脂肪源性间充质干细胞），以及一些免疫细胞（如巨噬细胞、白细胞和淋巴细胞）。皮下脂肪位于皮肤下方，大量积聚于腹部和大腿等部位。大部分脂肪组织是脂肪细胞，但也有许多其他类型的细胞 [2][From Tsiloulis T, Watt, MJ (2015) Exercise and the regulation of adipose tissue metabolism. In: Progress in Molecular Biology and Translational Science. Academic Press. doi.org/10.1016/bs.pmbts.2015.06.016. With permission.]

不同解剖部位都可采用 ADMSCs 治疗，包括皮肤、关节和头发。实际上，身体的任何部位都可以通过脂肪移植和细胞激活来补充组织结构或改善美观：可以紧致和再生肌腱与肌肉，可以维持并在一定程度上再生软骨，还可以减少骨骼退化并维持骨骼的完整性。因此，通过使用 ADMSCs 能够更长时间地维持面部和身体的美学特征。

值得注意的是，ADMSCs 治疗的适应证并不局限于单纯的医美治疗，其还可在整体健康中发挥作用，其他专科医生也可以联合采取干预措施和组织内注射开展临床应用。特别是 ADMSCs 可有效促进创面愈合、修复瘢痕、治疗退行性疾病以及消除炎症反应。由于 ADMSCs 具有多向分化潜能，未来其适应证可能会不断扩大。例如，ADMSCs 可以分化为神经嵴干细胞。在体内对 ADMSCs 进行逆向生物工程处理，使其恢复至类似于全能细胞的状态。这些全能细胞仅存在于胚胎前 4 ~ 8 次分裂中，我们无法直接获取。因此，ADMSCs 可用于治疗间充质以外各层次形成的组织。

ADMSCs 也可用于治疗男性和女性的更年期症状。更年期发生于我们脑垂体老化以及激素系统退化时，体内循环干细胞的静脉输注可以部分逆转这些症状。这就像将身体状态"倒带"至患者患病初期。因此，如果女性尚未完全绝经，有些甚至可能再次月经来潮。

如果静脉注射干细胞，不仅能修复内分泌系统，还可能重置机体基因组的平衡。2019 年发表的一项研究发现，联合使用生长激素和糖尿病药物可将衰老的影响逆转两年半，从而降低罹患衰老相关疾病的风险 [3]。

医美治疗中使用 ADMSCs 的禁忌证与第 2 章中概述的类似，患者身体状态必须足够稳定才能接受治疗。因此，任何需要专科治疗的急性疾病都应视为禁忌证。使用剂量也应受到限制，以免堵塞身体的滤过系统。其他主要的禁忌证与采集过程及患者自身干细胞的质量有关。患者必须具有足够健康的身体状况来接受采集手术，而且自体干细胞必须量足且质优才能获得预期的效果。当患者年龄在 60 岁及以上时，任何特定组织中干细胞的数量都可能会减少 80%。此外，如果患者有过毒性暴露（如吸烟或辐射），他们可能存在 DNA 损伤。如果有上述禁忌证，异体干细胞方案可能是更好的选择。

操作技术

脂肪移植手术最早起源于 19 世纪末，德国整形外科医生 Gustav Neuber 采集患者手臂组织来治疗眼周瘢痕。Neuber 医生还因非常挑剔医疗卫生条件而出名。大约同一时期，另一位德国医生 Vincenz Czern 也在该领域取得了重大进展，其于 1895 年发表了第一篇关于脂肪移植隆胸手术的报道，后被誉为"乳房整形美容之父" [4-5]。然而，如今当我们谈及脂肪移植时，通常是指 20 世纪 90 年代由 Sydney Coleman 医生在纽约发展起来的现代吸脂术。他的方法被称为科尔曼技术（Coleman Technique），该技术已在全世界被广泛应用，由三个步骤组成。

第一步，从患者体内获取脂肪组织。某些解剖部位脂肪组织的干细胞浓度相对较高。最值得关注的是腹部脐周区域（即脐周），其次是大腿。上述部位相对容易操作，因此通常倾向于在腹部或大腿上收集脂肪。该过程是通过小的穿刺切口并利用吸脂术获取脂肪组织。为确保获取足够的干细胞且不会造成患者明显不适，通常吸脂量为 250 ml。吸脂操作属于外科手术，需要在手术室进行，通常时长约为 90 min，在此期间患者一般需要进行局部麻醉和轻度镇静。该手术与其他任何侵入性手术一样存在一定风险，因此需要由经验丰富的内科医生或外科医生谨慎地进行。

第二步，提纯并激活干细胞。在实验室处理脂肪组织，以过滤结缔组织并清除细胞碎片，这有利于获得满意浓度的干细胞。干细胞经过筛选后，在实验室条件下进行扩增以获得更多数量，并将它们从休眠状态中激活。可能需要长达 4 ~ 6 周的时间来制订后续的治疗方案。方案由英国药品和保健品监督管理局（MHRA）许可的监管医生制订，整个过程严格依据人体组织管理局条例或同等条例下进行认证和操作。

第三步，将扩增的干细胞重新注射入患者体内。治疗一次的剂量通常含有 500 万个干细胞。一个收集和扩增周期可获得 3 ~ 5 次治疗的干细胞用量。基于治疗的性质和目标区域，可选择经皮注射和（或）静脉注射。

由于扩增过程的复杂性，自体干细胞治疗的成本明显高于异体干细胞治疗。从商业维度而言，自体干细胞治疗的单剂量方案并不可行，而异体干细胞治疗可采用单剂量方案。

预防并发症

预防并发症最好的方法是确保患者接受全面的健康筛查，以确认其适合治疗。筛查项目应涵盖患者病史和目前的生活方式。吸脂术属于小型外科手术，需要穿刺切口，因此具有一定的风险，应始终采取常规的预防措施，防止因手术创伤而造成感染或损伤其他组织。穿刺切口部位需要缝合，可能会留下一个约 5 mm 大小的瘢痕。由于是侵入性手术并需要麻醉，患者术后应合理安排休息时间，1 ~ 2 天内避免任何剧烈或高强度的活动，直至确认完全恢复。

与任何干细胞治疗一样，如果使用非常高的剂量，并发症的风险会相应增加。因此，我建议在医美治疗中将干细胞的数量限制在 250 万 ~ 500 万个，以降低肺部、肾脏或肝脏可能出现的并发症风险。应对患者进行定期监测，包括吸脂术后以及再次注射自体干细胞后。

预后与随访

这类治疗方法的效果可能会给患者带来巨大的改变。通常经过医美治疗后，我们可以在术后 3 个月内看到组织质地的改善。这种细胞改善会持续进行，多数年轻化表现可维持 6 个月之久。根据治疗的具体性质和患者的生理状态，我们希望再生状态至少维持 18 个月，在此期间效果将达到顶峰，随后将再次出现衰老迹象。

我们可以在以下身体部位取得满意的疗效。

乳房

干细胞治疗可让乳房不平整、不对称或希望拥有较大乳房的患者获得更为自然的外观形态。对于乳房手术植入物开始透皮显露的女性，该治疗也有很好的效果。如果从腹部获取脂肪，注入乳房的皮下组织，9 个月后，它将与自然的乳房脂肪毫无区别。干细胞将确保新生组织的蛋白质表达与正常乳房脂肪相同。

臀部

患者可能希望解决臀部双侧凹陷、下垂或色素沉着的问题，必要时可与损伤一起治疗。

面部年轻化

皮下组织能够形成皮下脂肪层，我们可以通过治疗恢复皮下组织的完整性。随着年龄的增长，皮肤逐渐变得松弛、无光泽，不像年轻时富有弹性；深层脂肪也开始萎缩，可见到颞部和下颏的形态变化；下颌脂肪逐渐在颏下形成脂肪囊袋（即"双下巴"）。因此，抽取下颌脂肪经处理后填充至面颊、中面部和颞部，可使面部呈现年轻化。

肌腱

肌腱会由于胶原流失和弹性降低而变得松弛和张力变弱，导致呈现"重力效应"。通过向这些组织和肌肉或沿着其组织平面注入干细胞，可使肌腱再生并恢复活力，在组织提升和收紧的同时变得更加强韧。

毛发再生

在头皮内和头皮下注射脂肪源性干细胞可使毛囊恢复活力。

任何特定的治疗都需要详细的监测。我们需要做更多的血液检测或组织活检，以检查细胞活性并评估患者恢复情况。可对患者皮肤做深入分析，或者用超声监测胶原蛋白的合成情况。在医美领域，人们非常需要专业的反馈。因此，应定期拍摄照片，记录治疗过程，以便与患者共同复查疗效。

参考文献

1. Bellini E, Grieco MP, Raposio E (2017) The science behind autologous fat grafting. Ann Med Surg. 24: 70. doi.org/10.1016/j.amsu.2017.11.001
2. Tsiloulis T, Watt, MJ (2015) Exercise and the regulation of adipose tissue metabolism. In: Progress in Molecular Biology and Translational Science. Academic Press. doi.org/10.1016/bs.pmbts.2015.06.016
3. Fahy GM, Brooke RT, Watson JP, et al (2019) Reversal of epigenetic aging and immunosenescent trends in humans. Aging Cell. 18: 8. doi.org/10.1111/acel.13028
4. Jacobson N (2000) Cleavage. Rutgers University Press. p. 48.
5. Wikipedia: en.wikipedia.org/wiki/Vincenz_Czerny

第 **5** 章　基质血管组分

科学依据

2002 年 10 月 12 日，印度尼西亚巴厘岛一个热门旅游区发生三起炸弹爆炸事件，导致 202 人死亡及 209 人重伤，给人们带来了难以想象的痛苦。其中 28 人伤势最为严重，一些人全身 90% 烧伤，他们被飞机运送至澳大利亚的皇家珀斯医院（Royal Perth Hospital）。专家 Fiona Wood 负责该医院烧伤科工作。Wood 医生通过使用自行开发的新技术，挽救了其中 25 位患者的生命。该事件在医学界引起巨大争议。

直到 21 世纪初，大多数医生都将严重烧伤视为一种不可逆性损伤，会显著影响烧伤患者的生活质量。Wood 医生一直潜心于烧伤创面皮肤新生的临床研究（而非从身体其他部位移植皮肤，因为这个艰难的过程易受感染并常导致额外的瘢痕）。Wood 医生的新技术是从患者身体上获取少量健康皮肤，通过胰蛋白酶分离细胞，然后将其再植入烧伤部位。该技术疗效非常显著。Wood 医生不但挽救了上述 28 名严重烧伤患者中 25 名的生命，而且显著改善了其烧伤后瘢痕的形成。

如今，Wood 医生研发的治疗技术可通过喷洒方式进行临床应用。类似的技术已非常成熟，医生可常规应用于烧伤患者，他们通常已受伤多年。我有幸治疗了一例极具价值的临床案例，患者是一名土耳其籍年轻男性，童年时因加热罐爆炸造成严重的面部损伤。随后由于瘢痕组织收紧，导致其面部挛缩为"鬼脸"样外观。经过我们的治疗后，他再次享受到微笑带来的喜悦（详见第 7 章）。这是一个非常令人欣慰的结局。

如今可以使用基质血管组分（SVF）来达到上述疗效。这是一种通过收集自体细胞实现的细胞疗法，其中仅有一小部分是干细胞。由此制备的 SVF 就像其他类型再生细胞的"浓缩液"，细胞的富集无须再送至实验室进行扩增。从患者自体获取组织，通过床旁机械设备进行处理，制备出富含多种不同类型再生细胞的生理盐水溶液，将上述溶液注入目标治疗区。虽然 SVF 溶液中仅有不到 0.1% 的细胞组分为全能干细胞，但其会得到具有强大再生能力的其他类型细胞协同。

"基质"是一种实质性结构，许多不同类型细胞存在于其中。例如，皮肤由容纳实际皮肤细胞的结缔组织构成。基质中还含有胶原蛋白和透明质酸，它们构成保护皮肤的缓冲层。脂肪层也是如此，细胞被悬浮于特定结构中。因为其组织结构呈蜂巢状，可清晰地观察到脂肪层。基质还包括血管网，由沿着纤维带分布的血管组成并向周围组织供血。这些血管含有细胞组分，如参与刺激血管新生的周细胞。周细胞属于前体细胞，与许多其他类型的细胞一样，距离分化为最终的特化细胞仅有一步之遥。上述细胞构成机体的细胞储备库，当需要替代组织中现存的细胞时，它们便会分化成熟。SVF 内的其他血管周围细胞及其各自的前体细胞包括白细胞（免疫系统的一部分）和内皮细胞（修复细胞）。内皮细胞形成血管，促进血管生长。将其注入受损组织，有助于形成更多的血管，从而提供新鲜的营养和氧气。

许多不同类型的组织中都存在前体（或母）细胞储备的现象。例如，骨骼中有成骨细胞，其是骨细胞的前体细胞，最终形成骨。软骨和皮肤也是一样的。软骨细胞是构成软骨的实质细胞，成软骨细胞会在软骨受损或需要更多细胞组分时被激活。皮肤中有纤维细胞和成纤维细胞。如上所述，细胞的各种分化群（cluster of differentiation，CD）标志物可用于展示其在再生进程中所具有的不同功能。

从体内收集适量的组织样本后对其进行处理，以制备再生细胞的"浓缩液"。尽管仅有一小部分是"全能"干细胞，但因受到其他前体细胞的协同，SVF 仍然非常有效。上述支持性前体细胞可改善血供，促进修复，同时稳定免疫应答反应并调控炎症。因此，支持 SVF 再生作用的依据之一是：它为患者提供的不仅限于干细胞。相对于需要大量扩增干细胞的治疗而言，上述"浓缩液"的作用可能较弱，但 SVF 应用于再生治疗具备强有力的科学依据。事实上，2017 年发表的一项开源研究得出结论：SVF 和脂肪源性干细胞（adipose-derived stem cells，ADSCs）应用于再生医学的潜力巨大[1]。有许多出色的研究验证了 SVF 自动分离和临床应用的不同技术[2-3]。

适应证与禁忌证

再生治疗中应用 SVF 的适应证与同种异体以及自体干细胞的适应证类似。使用干细胞进行的任何医美治疗通常也可以安全地使用 SVF。然而，重要的区别是 SVF 不能静脉注射，因为其包含某些类型的细胞，这些细胞不像干细胞般柔滑。如果上述细胞进入身体的滤过系统，会增加出现肺栓塞或肾脏问题的风险。通常直接将 SVF 注射至局部组织。因此，对于 SVF 最重要的是仅能激活位于靶治疗区域的细胞。

在医美领域应用时会匹配相应的组织。例如在治疗皮肤时，是从皮肤组织中提取 SVF；而在做脂肪填充和年轻化治疗时，是从脂肪组织中提取 SVF。

SVF 含有的干细胞数量较实验室扩增的干细胞少，因为无法确定干细胞的数量或质量，效力可能会降低。然而，即使 SVF 中的活性干细胞数量相对较少，但仍能诱导再生过程及调控炎症反应，并得到其他再生细胞的有力协同。

在经济性和便捷性维度，SVF 的优势明显：治疗成本相对较低，是一种无须外部处方和认证即可进行（否则这两项内容都需要额外付费）的择期性治疗。我在临床用于提纯 SVF 的床旁设备是由一家细胞健康专业供应商开发的医疗设备。这些设备的开发是基于十多年来严谨研究的成果，其中包括治疗多种适应证的科学论文，如系统性硬化症、乳房切除术后缺损和男性尿失禁[1]。关于医美及其他常见治疗的禁忌证如下：

与前文所述的使用异体和自体干细胞治疗的禁忌证类似。尽管任何特定剂量 SVF 中所含的干细胞数量远低于扩增类细胞疗法，但基于安全考虑，为预防并发症，建议匹配同类组织。例如，若将皮肤源性 SVF 注射到脂肪组织中，可能会由于引入真皮层组分而造成表皮样囊肿。然而，获取的脂肪组织可通过机械性分离脂肪细胞，或使用胰蛋白酶等酶将其制备成 SVF 颗粒。这些悬浮颗粒可用于治疗皮肤的所有结构。它不适用于静脉注射或注入器官，但可沿着肌肉和肌腱的组织平面使用，也可注射至骨膜上。

与所有细胞治疗一样，患者身体状态必须足够稳定才能接受治疗，并且未罹患任何需要专科治疗的急性疾病。

操作技术

SVF 可在同一无菌临床环境中取材、处理并重新注入患者体内。单次治疗时间一般需要 90 min，通常在局部麻醉下进行，需要轻度镇静或完全不需要镇静。根据治疗的具体性质，可通过对耳后皮肤进行穿刺取材。这个位置非常理想，因为舌骨上方的皮肤比其下方皮肤含有数量更多的间充质干细胞。

首先对患者进行全面的健康检查，然后在符合临床消毒要求的小型手术间进行治疗。治疗开始后，进行多次深度 2 mm 的穿刺取材，通常取 4 次就足以进行常规的医美治疗，如毛发再生或面部年轻化。将取出的组织通过一系列大小不同的细胞筛，使其粒径变得越来越小，以去除结缔组织并留下 SVF。上述操作通过专业医疗设备完成，该设备就像组织研磨器，通过预设孔径大小的网筛分离组织，仅允许特定大小的细胞通过，最终获得剔除结缔组织的细胞悬浮液，悬浮液内为皮肤细胞移植物。该移植物属于皮肤源性 SVF，因此包含真皮层的所有细胞组分，以及血管周围的再生细胞和真皮脂肪中包含的其他细胞（包括干细胞）。这些细胞组分通常悬浮于 Hartmann 溶液（乳酸钠）中。

组织研磨过程通常需要研碎 2 次，每次 2 min，所得 SVF 溶液再重新注入患者的目标治疗区。针对毛发再生治疗，在添加其他血制品后 10 ~ 15 min 内，将治疗材料立即重新注入头皮（详见第 7 章）。注射点通常间隔 2 cm，也可集中于特定区域注入。每个毛囊宽约 3 mm，可能需要使用微针辅助治疗。

SVF 对创面愈合和瘢痕修复也特别有效。有开放性创面的患者容易发生感染，因此需要在院内接受治疗，而非小型手术间。当 SVF 注入创面时，会发生两种情况：首先，SVF 内的各种再生细胞和干细胞识别来自受损组织的损伤信号，并开始增殖或新生组织；其次，它们会向创面边缘皮肤中的现存细胞发出自有的信息，从而促使其生长与增殖。最终呈现皮肤再生、连接和修复的结局，这对患者的身心健康具有深远影响。许多人饱受创面可能永远无法愈合的痛苦，这将对他们后续的生活造成负面影响。如果患者创面长期感染或出现慢性神经痛，或肢体出现复杂性局部疼痛综合征（complex regional pain syndrome，CRPS），那么解决办法可能只有截肢。患者也可能容易罹患其他疾病，如肺炎、糖尿病、高血压和心脏病。这不仅给患者带来痛苦，还给卫生和社会保障系统带来额外的负担。保障系统必须投入宝贵的资源来治疗这些创伤及所带来的相关疾病。令人欣喜的是，细胞疗法不仅能够提升患者的疗效，还为世界各国的卫生保健系统节约了高额成本。英联邦仅在英格兰，每年处理损伤的相关费用就在 53 亿英镑左右，而这还未纳入更广泛的社会和经济成本[4]。

瘢痕修复过程与损伤愈合过程略有不同。对于已形成的瘢痕，需要对瘢痕下组织进行预处理，才能重新注入再生细胞。因为瘢痕组织变得"懒惰"，不再发出应激信号，故再生细胞无法收到损伤信号，除非能够重新刺激组织。实际上可通过造成一个新的浅表损伤来实现这一目的，可用磨皮术造成热损伤，也可用激光造成轻度烧伤。但上述操作必须谨慎进行，选择的方式越激进，累及层次越深，造成感染的风险就会越大。随后在新创面被封闭的同时，再生细胞开始发挥作用。瘢痕质地可能非常硬，还可能会阻碍正常的组织活动。通常先松解瘢痕组织，增加瘢痕的弹性，然后通过注入细胞有效地修复靶治疗区，使其变得更柔软、更具可塑性。

白癜风患者皮肤会出现色素脱失，也可通过注射 SVF 进行治疗。治疗前需要先进行活检以确保免疫系统稳定，以避免进一步的炎症反应和其他问题。SVF 应用于形体塑造或隆胸也非常有效，不需要植入物即能获得更为自然的外观。SVF 还可注入受损的关节和肌腱，以减轻不适症状并促进再生。

预防并发症

与本书介绍的其他再生治疗技术一样，SVF 治疗前必须对患者进行详细的健康检查。患者必须身体状态稳定，而且无其他严重疾病。

制备 SVF 的过程中应关注细胞外基质的分解过程。在我的临床实践中，可通过上述物理方法制备 SVF。SVF 既往主要是通过化学方法制备，虽然过程可能很安全，但易增加人为错误的风险。在大多数情况下，不建议采用化学方法，因为该方法存在一个小风险，即处理后的 SVF 溶液中会残留所使用的微量化学酶。若将有酶残留的 SVF 回注至患者体内，可能会对细胞结构产生影响，会损伤甚至降解周围的细胞。因此，我更倾向于使用物理方法。因为治疗仅使用患者自身的细胞组分，可让患者更加放心。

预后与随访

治疗后对患者的随访非常重要。虽然在整个组织采集过程中采样所需的组织量很小，损伤较轻，但对患者来说仍然是一种侵入性操作。因此，应采取合理的预防措施，患者在术后数天内应充分休息，以便在美观和组织功能改善方面均能获得最佳的疗效。

参考文献

1.　Bora P, Majumdar AS (2017) Adipose tissue-derived stromal vascular fraction in regenerative medicine: a brief review on biology and translation. Stem Cell Res Ther. 8: 145.

2.　Andia I, Maffulli N, Burgos-Alonso N (2019) Stromal vascular fraction technologies and clinical applications. Expert Opin Biol Ther. 19: 1289. https://pubmed.ncbi.nlm.nih.gov/31544555

3.　SunderRaj S, Deshmukh A, Priya N, et al (2015) Development of a system and method for automated isolation of stromal vascular fraction from adipose tissue lipoaspirate. Stem Cells Int. 2015: 1. doi.org/10.1155/2015/109353

4.　NHS: The variation between sub-optimal and optimal pathways - england.nhs.uk/rightcare/wp-content/uploads/sites/40/2017/01/nhs-rightcare-bettys-story-narrative-full.pdf

第**6**章　重组生长因子与基因编辑

科学依据

人类精神的韧性总是令人惊叹。以下这则关于基因组学历史的故事便是经典案例。1941年春，在意大利的阿尔卑斯山上，一个小孩无助地看着母亲被纳粹拖走并被送去 Dachau 集中营。随后孩子被当地家庭收养，但由于战乱，男孩最终孤零零地流落于街头。年仅 4 岁半的他为了寻找父亲，从一个城镇流浪至另一个城镇。在将近 4 年的时间里，他靠乞讨生活。1945 年春，他因营养不良和伤寒被送进医院。令人惊奇的是，战争结束后，这个男孩不仅与集中营中幸存下来的母亲团聚，后来还成长为世界上著名的分子遗传学家之一。如果那个 4 岁的男孩没有幸免于难，21 世纪再生医学的发展便不可同日而语。这个男孩就是目前世界著名的犹他大学人类遗传学系 Mario Capecchi 教授。2007 年，三位科学家因在基因靶向治疗领域的开创性工作，而被共同授予诺贝尔生理学或医学奖，Capecchi 教授便是其中之一。这项开创性工作包括研发胚胎干细胞重组技术。

基因靶向治疗是人类通往未来的大门。未来我们可以通过高效的手段成功治疗退行性疾病，但在几十年前，这根本无法想象。在靶向治疗过程中，我们可以替换或关闭一个已知的与某种特定疾病有关的问题基因。获取多能干细胞后，通过同源重组技术改变其基因组以实现上述过程。本质上讲，基因编辑是将靶向部分的 DNA 敲除，再将其与基因组其余部分重新组合，最终获得一个根除疾病的重组基因。该研究的进一步进展于 2020 年 10 月再次获得诺贝尔化学奖的认可，这项成果由法国生物化学家 Emmanuelle Charpentier 教授与加利福尼亚大学的 Jennifer Doudna 教授共享，以表彰他们开创性的基因编辑技术——规律间隔成簇短回文重复序列（clustered regularly interspaced short palindromic repeats，CRISPR）（见下文）。这项技术未来可能被用于治疗数百种人类疾病，包括神经系统退行性疾病、糖尿病、心脏病和癌症。

基因靶向治疗被认为是一项非常有前景的技术，主要原因是其提供了一种极好的药物替代方法。传统的药物治疗通常是随机的，因为个体对任何药物都有可能出现不同形式的应答反应。然而，基因疗法开启了精准医疗的大门。精准医疗是指可根据患者个体需求定制个性化治疗方案。基于 2016 年发表的一篇综述，胚胎干细胞的同源重组基因靶向研究已使脑行为学研究领域发生了一场基因功能分析的革命。这项技术使人们能够以前所未有的精度编辑基因，并研究这种基因编辑对中枢神经系统的影响 [1]。

这类技术在未来可能延缓甚至终止衰老进程。然而，我们应该意识到，想要充分提高基因编辑的有效性，仍需克服许多困难。重要的伦理问题和其他无法预知的困难也需要仔细审查。从医学角度看，在一个基因序列中引入一个新基因时，就存在"搭便车效应"的风险。重组基因除了表现出已知功能外，还存在发生非预期结果的可能。相应的结果是我们可能会意外承袭该基因的某些特征。这一现象被称为"侧翼等位基因"问题，可能由于重组 DNA 的"同基因印迹"所引发。

重组 DNA 的引入会在受体基因组中触发一种"补偿效应"，从而导致额外的并发症。当通过基因靶向关闭特定的基因，未能达到预期的结果或导致不被接受的不良反应发生时，就会观察到上述补偿效应。补偿效应是由宿主基因所引起的，它们可能会以意想不到的方式作出反应。上述现象为研究基因组学的本质提供了更具吸引力的视角，促使我们在研究进程中想要按下暂停键，思考为什么会出现上述情况。试想一下，人类基因组就像那些挂着的闪闪发光的小星星饰物，你可能会在孩子卧室的天花板上看到它。每个星星就像一个单独的基因，当饰物处于一种平衡状态时，所有的星星都和谐地一起摆动。在医学上，我们把这种和谐的状态称为内稳态。然而，哪怕只是破坏悬挂饰物上的一颗星星，也可能会导致其他所有的星星变得不稳定。这种在体内发生的"中继效应"会导致患者出现主观症状，说明我们在知识扩展的同时需要保持谨慎。这也揭示了基因组学的无限潜力，使得我们能够通过基因靶向治疗来调节细胞的活力。

目前，基因重组技术已有大量的基础研究，包括各种各样的 CRISPR 技术选择。这项技术复制了某些被称为原核生物生物体的基因靶向能力，使科学家能够创造出一个微型纳米机器人来执行特定的功能，例如剪切和粘贴 DNA 片段以替换异常基因。然而，基因编辑会引起伦理问题，因为这项技术可能会被滥用，从而出现人们无法接受的行为，因此需要适当的控制和监管。

然而，基因重组技术具备强有力的科学依据。人类的 DNA 就像一个装满知识的大型图书馆，基因就像书本，构成图书馆的各个部分，每个基因都包含了执行一项或多项特定任务所必需的蓝图。人类的每个细胞需要这些信息才能生存并发挥功能。

基因重组技术除了直接用于基因编辑，还可用于合成生长因子。这与医美治疗和功效护肤品的生产密切相关。值得关注的各种生长因子将在第 8 章进行阐述。我们可以利用这些因子向特定组织中的细胞传递信息或调节功能；通过改变细胞活性从而显著地改变上述细胞的运作方式，最终获得治疗或美容的预期疗效。

目前，基因重组技术被用于在受调控环境中培养干细胞。通过给予化学物质来传递细胞应激或细胞炎症的信号，让上述细胞误以为培养皿中存在组织损伤。干细胞就会通过产生必要的生长因子以启动抗炎和再生过程。上述信号蛋白改变了其他细胞的生物学特性，将它们从休眠状态切换至活跃的修复状态。重组生长因子可能来源于人源干细胞或非人源干细胞，例如马鹿干细胞或青苹果干细胞。使用非人源生长因子安全且经过验证，因为它仅涉及使用蛋白质而非活细胞。事实上，在医美治疗中，我们倾向于使用混合生长因子，以获得对组织整体作用的满意效果。重组生长因子应用至体内后，通常会刺激或制造一个内环境，该环境可改善细胞通信、增加血供、减少炎症，以及促进自体细胞产生更多的能量。未来基因重组技术可做的事情还很多。例如，如果一名患者的疾病是由基因缺失或损坏引起的，就有可能通过重组基因信息进行替换。

我们还可通过改变饮食、营养、心理和运动等因素，实现相当于"自然基因编辑"的效果。上述因素可能会对我们基因组的质量产生显著影响。因此，在考虑基因重组治疗的适应证和禁忌证时，生活方式应被纳入其中。我总是鼓励患者戒烟，注意避免高盐、高糖饮食，避免应激状态以及过度紫外线暴露。我将上述因素统称为"S 因素"。通过改变生活方式来避免这些问题，有助于减轻上述问题带来的危害。例如，已证实通过脑力活动可以锻炼大脑，有助于预防阿尔茨海默病。因此，当基因重组技术联合生活方式干预时，基因重组治疗方式可能更为有效。在治疗开始前，需对患者的病史、目前的生活方式和心理状态进行全面评估，还需要评估患者的价值观。换言之，需要了解什么对他们重要，以及为什么重要。

适应证与禁忌证

在我的临床实践中，基因重组治疗主要有三个适应证，即医美治疗（尤其是与皮肤相关）、脱发治疗以及瘢痕治疗。对于上述适应证，可以充分利用以乳霜和精华液剂型制备的重组生长因子。这类剂型主要是进行表浅治疗，本质上是将这些乳霜和精华液涂在皮肤的表面。目前，将基因重组的干细胞注入血液或深层组织是一种不合规的应用，存在风险。当在大众媒体上看到一些名人可能接受过或尚未接受过非人源干细胞注射的报道时，我非常谨慎。这类应用所涉及的筛查流程尚不清晰，且目前并不合规，安全性无法保障。

然而，生长因子也有安全应用的优先顺序。例如，从瑞士青苹果干细胞中提取的因子对皮肤再生很有帮助，可以在非常浅表的表皮层到真皮浅层使用，可以避免注射材料至血液或深层组织时可能出现的禁忌证。有些特殊的生长因子是面部、颈部、前胸（上胸部）、手和肘部医美治疗的理想选择，可以治疗晒伤、痤疮、妊娠纹和脂肪堆积，以及男性型与女性型脱发。本质上，生长因子的作用方式与前几章中介绍的其他再生治疗方法相似。在20 多岁时，人类皮肤细胞中 80% 是成纤维细胞，它们可以修复和更新现有皮肤细胞；其余20% 为静息状态的纤维细胞。到 50 多岁时，上述细胞比例会倒置，变成 20% 为活跃的成纤维细胞，80% 为静息状态的纤维细胞。最终，随着由胶原蛋白、弹性蛋白和透明质酸组成的细胞外基质减少，皮肤会变薄。随着时间的推移，上述变化所导致的结果被视为衰老的标志（见第 2 章）。老年患者的细胞在受损后复制和自我更新的能力下降，将导致组织退化和皮肤衰老。对于这类人群，外用乳霜和精华液是侵入性更小的选择，深层剥脱性治疗或类似治疗可能会使原本脆弱的皮肤变得更薄。

在修复瘢痕方面，重组生长因子可以改善炎症，并促进皮肤细胞新生。炎症在再生过程中具有重要作用，因为少量的炎症反应有助于启动再生过程。然而，过度的炎症反应是有害的，会造成额外的损伤。因此，需要寻求合适的平衡点。我有针对改善炎症的治疗方法，可用于严重炎性皮肤的患者。例如，重组生长因子对更年期女性有一定的治疗作用。由于雌激素水平受到抑制，更年期女性皮肤中的炎症因子和促炎因子均会增加 [2-5]。因此，可以使用对雌激素具有改善效果的重组生长因子。

关于禁忌证，细胞医美技术常规应用中的医疗与心理因素均应纳入考量。通常应避免对因急性疾病而状态不稳定的患者进行相关治疗，例如皮肤感染及严重的炎症反应。关于心理问题，需谨记我在第 1 章中所提到的内容，以确保实际情况与患者的预期之间不存在差距。

操作技术

用于医美治疗的乳霜和精华液均需渗透至真皮层。真皮层位于表皮层下 2 ~ 3 mm，有血管分布。表皮层具有屏障功能，需要穿透上述屏障才能刺激其下方的细胞。可使用多种治疗技术以达到所需深度，包括美塑疗法、激光治疗、射频（加热皮肤）以及使用乙醇酸剥脱等技术。美塑疗法是使用微型注射方式输送乳霜或精华液。有许多可制造皮肤微通道的器械，包括笔式微针以及 0.5 ~ 1 mm 针长的滚轮微针等。适当情况下，患者甚至可以居家使用滚轮微针。形成皮肤微通道后，制剂基质有助于功效性成分进入真皮层。制剂基质通过放松皮肤，打开微通道，以利于成分渗透至真皮层。根据患者的年龄和皮肤状态，上述类型的治疗通常为 6 ~ 12 个疗程。对于年龄较大或遭受严重紫外线损伤的患者，可进行局部皮肤护理，如使用视黄醇软化皮肤。对患者而言，上述治疗的优势在于便捷与低成本，而且与需要进行组织采集、静脉注射或深层组织操作的医美治疗方法相比，创伤更小。

预防并发症

建议在皮肤治疗前进行斑贴试验，以降低因过敏或皮肤敏感导致并发症的风险。无菌原则也是一个重要因素，因为要把乳霜和精华液递送至真皮层。有时，使用质地厚重的油剂或精华液会导致皮肤内通道的堵塞。患者初期可能会感觉皮肤逐渐变薄；如有必要，应告知患者放心，上述情况仅是暂时效应，当生长因子被完全吸收后，这种情况很快就会消失。根据前述章节的内容，患者的病史及当前健康状况（包括任何过敏或不良反应史）也是需要考虑的重要因素。

预后与随访

皮肤的最外层通常需要数周的时间才能完全脱落和更新，因此，预计在 4 ~ 6 周后可看到明显改善。在此期间可以联合其他治疗技术，例如联合低强度的光疗，有助于缓解炎症，并进一步刺激再生反应。

参考文献

1. Gerlai R (2016) Gene targeting using homologous recombination in embryonic stem cells: The future for behavior genetics? Front Genet. 7: 43. doi.org/10.3389/fgene.2016.00043
2. Ashcroft GS, Greenwell-Wild T, Horan MA, Wahl SM, Ferguson MWJ (1999) Topical estrogen accelerates cutaneous wound healing in aged humans associated with an altered inflammatory response. Am J Pathol. 155: 1137–1146. doi: 10.1016/S0002-9440(10)65217-0
3. Ashcroft GS, Lei KJ, Jin WW, Longenecker G, Kulkarni AB, Greenwell-Wild T, et al (2000) Secretory leukocyte protease inhibitor mediates non-redundant functions necessary for normal wound healing. Nat Med. 6: 1147–1153. doi: 10.1038/80489
4. Ashcroft GS, Horan MA, Herrick SE, Tarnuzzer RW, Schultz GS, Ferguson MWJ (1997) Age-related differences in the temporal and spatial regulation of matrix metalloproteinases (MMPs) in normal skin and acute cutaneous wounds of healthy humans. Cell Tissue Res. 290: 581–591. doi: 10.1007/s004410050963
5. Ashcroft GS, Mills SJ, Lei KJ, Gibbons L, Jeong MJ, Taniguchi M, et al (2003) Estrogen modulates cutaneous wound healing by downregulating macrophage migration inhibitory factor. J Clin Invest. 111: 1309–1318.

第**7**章 案例研究（二）

患者 D：CO$_2$ 点阵激光联合 SVF 治疗烧伤后瘢痕（图 7.1、7.2）

一名 30 多岁的男性患者主因幼年时面部烧伤所致瘢痕来院寻求治疗。患处可见烧伤深达真皮全层，致使患者面部活动受限。治疗方案选择可改善瘢痕组织并提升面部组织活动度的再生治疗技术。

患者资料：

- 年龄：32 岁
- 性别：男
- Fitzpatrick 皮肤分型：Ⅲ ~ Ⅳ型
- 临床表现：烧伤后瘢痕

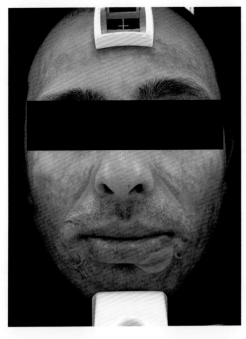 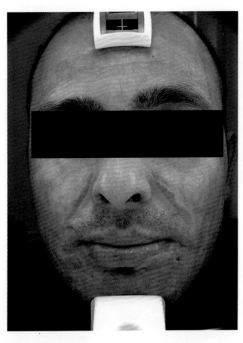

图 7.1 治疗前，可见面部瘢痕与色素沉着　　图 7.2 治疗后 6 个月，可见皮损改善

简介

传统治疗手段难以有效改善因烧伤所致真皮深层组织损伤遗留的面部瘢痕。目前，已上市的众多正规医疗器械与设备均能快速便捷地获取基质血管组分（SVF）。而 SVF 联合 CO_2 点阵激光治疗，可以减少瘢痕形成并刺激组织细胞再生。

案例介绍

这名 32 岁的患者在其 8 岁时因加热式油罐爆炸导致面颈部接触到热油，造成局部Ⅲ度烧伤。患者十分在意烧伤所致的面部瘢痕，这些瘢痕使其难以自如地做面部表情动作。可见患者面部皮肤增厚、变硬，呈塑料样外观；唇、颊部可见明显挛缩性瘢痕，并伴有增生性瘢痕及瘢痕疙瘩；头发生长参差不齐，并且肌肉与结缔组织也有受损的表现。

治疗方案

先采用小光斑直径的 CO_2 点阵激光进行全面部覆盖的剥脱性治疗，直至皮肤出现点状出血。从患者耳后获取皮肤组织切片，应用半自动医用离心机进行处理，以便在这种封闭循环系统中制备 SVF。应用胰蛋白酶降解活性组织切片内结缔组织中的蛋白质，以分离再生细胞；随后将其"清洗"并悬浮于电解质水溶液（如哈特曼氏溶液）；然后可将其滴于激光剥脱处理后的区域。整个治疗过程在神经阻滞和轻度镇静的局部麻醉下进行，耗时约 90 min。最后，先应用非黏性敷料将 SVF 适当固定，而后在其上覆盖无菌纱布敷料并维持 1 周，促进 SVF 中再生细胞与周围组织的融合。当皮肤完全恢复后，局部非黏性敷料易于移除。

讨论

实际上，治疗前患者面部同时存在功能与美学双重问题。患者自觉面部永远像"鬼脸"一样，这使其难以做出微笑的表情。此类损伤（瘢痕）不仅使得面部活动受限，还影响个体与他人的沟通能力，影响其自信心。剥脱性激光联合 SVF 治疗能够去除部分明显的瘢痕组织，并在后续 3~6 个月内被再生组织所替代。虽然瘢痕仍然可见，但患者对疗效非常满意。在这种情况下，即使瘢痕和面部活动度仅改善 10%~20%，也能有效提高患者的生活质量。

效果

治疗前，患者唇部和面颊部挛缩性瘢痕明显，并伴有增生性瘢痕和瘢痕疙瘩（图 7.1）。得益于本次有效的细胞皮肤移植治疗，治疗 6 个月后，患者面部外观得到明显的改善，同时面部活动度也得到提高。唇部瘢痕组织变薄，面颊部"马赛克样图案"减少，包括前额在内的整体肤质也得到改善（图 7.2）。患者表示，上述改善极大地提高了其生活质量。

患者 E：PRP 及外用护肤品（含重组生长因子）联合 IPL 治疗玫瑰痤疮（图 7.3、7.4 ）

一名 60 多岁的女性玫瑰痤疮患者来院就诊。其主诉玫瑰痤疮常年反复发作，病情控制不佳。她既往接受过四环素类药物治疗，这类治疗仅能暂时缓解炎症反应，未能持续改善病情。目前，其病情已进展至红斑并伴有毛细血管扩张的阶段。治疗方案选用富血小板血浆（PRP）联合局部功效性护肤品（含重组生长因子），以刺激细胞再生。

患者资料：

- 年龄：62 岁
- 性别：女
- Fitzpatrick 皮肤分型：Ⅰ～Ⅱ型
- 临床表现：玫瑰痤疮

简介

玫瑰痤疮是一种持续性红斑伴毛细血管扩张为主的慢性炎症性皮肤病，好发年龄为 25～55 岁，女性发病率高于男性。病情逐渐进展，可导致患处血管受损或破裂，造成皮下淤血。患者皮肤出现凹凸不平和异常增厚，伴随皮脂腺增生（可诱发鼻赘）。玫瑰痤疮与遗

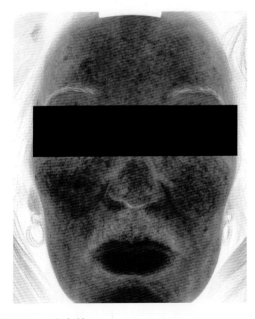

图 7.3 治疗前

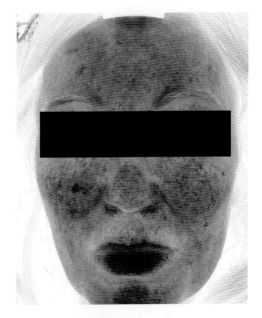

图 7.4 治疗后 6 周

传和环境因素的共同作用有关，常见于皮肤白皙的人群，如本案例患者一样拥有凯尔特血统的人群。值得注意的是，虽然玫瑰痤疮可能与寻常痤疮并存，但它实际上是一种病因不同的独立疾病，其不会引起粉刺。玫瑰痤疮的面部潮红是由于毛细血管的反应性扩张引起，可由主要或次要因素诱发。主要因素指影响免疫屏障阈值的因素，包括皮肤微生态，尤其是皮肤螨虫（如毛囊蠕形螨）；部分患者可因遗传倾向对上述微生物或寄生虫产生更强烈的反应。另一个主要因素是上、下消化道的微生态，尤其是像幽门螺杆菌（*Helicobacter pylori*，*H. pylori*）类的产氢和产甲烷细菌的过度繁殖。因此，玫瑰痤疮患者可能伴有肠道相关症状，如腹胀、消化不良和反流等。次要因素是可能引起血管扩张的环境因素和生活方式，包括焦虑、酒精、运动、高温/寒冷暴露、阳光暴露以及饮食因素（如辛辣或腌制食物）。

案例介绍

这位 62 岁的女性患者是一名事业非常成功的节目主持人，但美中不足的是她面部极易出现潮红与红斑，这导致她常年奔走寻找有效的治疗方案。患者既往接受过抗炎类抗生素治疗，而这仅能暂时缓解症状。她渴望找到长期有效的治疗方法。鉴于职业原因，患者认为自身外表很重要，并十分担忧其皮肤弥漫性泛红及玫瑰痤疮导致的任何进一步损伤，所以十分迫切地希望尝试再生治疗。体格检查显示患者毛细血管扩张，伴静脉曲张淤血。通过 VISIA 皮肤检测仪得到进一步证实。根据图像结果可直观地看到患者面颊、鼻部、颏部和前额的红斑程度；在患者鼻孔的上、下方及面颊部均可看到扩张的血管（红血丝），且右侧面颊可见明显淤血（扫描图的左侧）。由于血管反复舒张，血管内压力增加，导致了血管扩张。虽然患者玫瑰痤疮的病情控制不太理想，但其他健康状况良好，而且她仍然保持相对自信与乐观的精神状态。相比之下，很多玫瑰痤疮患者的自信心和生活方式受到了很大影响。因此，治疗过程应始终关注患者的心理健康情况，并在适当时机提供心理疏导。

治疗方案

为患者制订治疗方案，包括要求患者通过写日记来明确次要诱发因素，以便制订有效策略来帮助其减少暴露于相关诱发因素的风险。同时，局部应用护肤品联合药物治疗，以便在 6 周内缓解皮肤炎症反应。药物治疗包括 Efracea（多西环素的一种改良型缓释制剂）40 mg，每日一次，同时外用一个疗程的甲硝唑以降低皮肤螨虫的活力。外用护肤品包括 β- 羟基酸、低浓度视黄醇、维生素 C 以及含重组生长因子（青苹果干细胞来源）的外用制剂。随后，接受微针导入 PRP 治疗 3 个疗程以刺激细胞再生。此外，任何因血管扩张而形成的红血丝均可通过强脉冲光（intense plulsed light，IPL）治疗进行改善。IPL 治疗是利用经聚焦和滤过后形成的一定宽光谱波段来针对特定的靶色基。特定的波长靶向扩张血管内的血红蛋白，并对血管内壁造成热损伤。上述组织结构一旦受损，机体的再生系统就会识别并予以清除，并通过健康组织替代修复。此外，PRP 可增强这种再生效果，以便在更短的时间内取得更好的疗效。

讨论

与本案例中的患者类似，玫瑰痤疮患者通常在疾病进展到相对晚期时才接受治疗。原因可能包括患者既往寻求并接受过治疗，但未获得持久的改善效果，或被误诊为寻常痤疮而延误了病情。玫瑰痤疮会对患者造成负面的心理影响，使得患者时常刻意回避某些诱因或社交场合。因此，治疗目的不应仅仅是减轻症状，还应该使患者恢复自信，让患者在不降低生活质量的前提下，长期舒适地管理自己的病情。治疗过程中通过记日记的方式来对玫瑰痤疮的主要和次要诱因进行持续关注。由于个体遗传差异，诱发因素的确切性质可能因人而异。所以，在明确生活方式或环境诱因的情况下，可以调整对上述因素的暴露，而非完全禁止（例如患者可能希望仍不时地享用某些食物）。同样，任何医疗干预均需要在抑制炎症反应与过度破坏正常菌群之间寻求平衡。外用护肤品可起到维持皮肤稳态的作用。此外，应用重组生长因子也有助于温和地刺激皮肤年轻化过程。减轻炎症反应与面部潮红是整个治疗方案的首要目标，这个过程大约经历了 6 周的时间，通过 VISIA 图像可以看到治疗前后的改善情况。

通过 PRP 治疗，患者的实际病情得到了逆转，恢复到更为年轻的状态。此过程不仅修复了原有血管，使其更为稳定，还促进了血管新生。PRP 是一种由患者自体血液制备的生物制品，富含天然生长因子，其中包括启动和加速组织再生所必需的生物活性蛋白。PRP 也富含高浓度自体血小板，其通过产生刺激再生的信号蛋白来影响愈合进程。PRP 具有易于收集并微量注射至真皮层的特点。本例患者经过 3 个月的 IPL 联合 PRP 治疗后（1 次 / 月，每次约 90 min），其皮肤状态获得显著改善。基于上述治疗，我们进一步为患者制订了皮肤护理和生活方式管理方案，以便未来持续有效地控制病情。此外，鉴于玫瑰痤疮属于慢性疾病，患者免疫系统的信号通路可能已先天性地对特定诱发因素作出易感性反应。因此，我们推荐患者继续使用含有重组生长因子的外用护肤品，并给予饮食及生活环境方面的建议。然而，要想上述方法取得成功，患者必须认识到管理生活方式的责任在自己，而非医生。治疗后管理方案最大的价值在于为患者提供了管理自己生活方式的知识和工具。

效果

治疗 6 周后，患者皮肤得到显著改善，炎症消退后红斑和静脉淤血明显减轻。但是，仍可见红血丝（提示仍有部分血管扩张或损伤），特别是鼻孔下方和局部面颊（图 7.3 和图 7.4）。红血丝可通过 PRP 联合 IPL 治疗改善。随后，患者可长期有效地控制病情。

患者 F：CO_2 点阵激光联合 PRP 进行面部年轻化治疗（图 7.5、7.6）

一名 50 多岁面部衰老的女性患者来院就诊。患者主诉既往接受过除皱手术，随着时间推移，肤质变差，组织发生退行性变。鉴于患者皮下脂肪减少，皮肤变薄，不宜进行任何切除性手术。因此，为患者制订了 CO_2 点阵激光联合 PRP 以刺激面部组织再生的治疗方案。

患者资料：

- 年龄：52 岁
- 性别：女
- Fitzpatrick 皮肤分型：Ⅱ~Ⅲ型
- 临床表现：面部衰老与组织退行性变

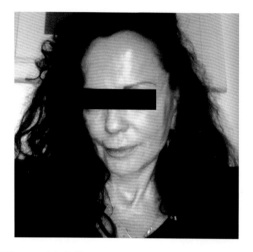

图 7.5 治疗前

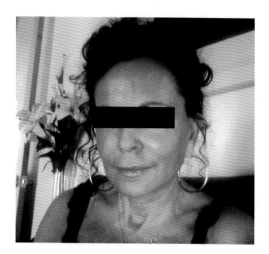

图 7.6 治疗后 2 周

简介

衰老引起皮肤老化或组织显著退行性变的人群可能需要避免某些医美治疗，例如化学剥脱术或面部除皱术。因为深层剥脱及面部除皱术可能会加剧皮肤变薄和引起其他类型面部组织退行性变等问题，这一点在那些既往接受过类似皮肤组织切除手术的患者中尤为如此。幸运的是，这类患者仍能从细胞疗法联合点阵激光的治疗中受益。虽然 CO_2 点阵激光需要剥脱皮肤表层以刺激再生进程，但与其他剥脱方式相比，其剥脱程度更轻。

案例介绍

这位 52 岁的女性患者在杂志行业事业有成。她非常注重自己的外观形象，希望通过自己的工作，学习到关于再生医学的知识，并不断探寻医美治疗的可能性。患者既往接受的治疗包括剥脱性治疗、激光治疗和面部除皱术等。目前，患者的皮下脂肪萎缩，皮肤松弛，特别是眼周及颧骨下方皮肤萎缩凹陷明显。患者的面部组织容量已退化减少至一定程度，如果再接受既往类似手术，有导致皮肤衰竭的风险。另外，由于患者抿嘴的动作过于频繁，其下颏及口周组织也出现萎缩退化。上述退行性变整体上导致患者面部的深层结构越发凸显。该患者其他方面的健康状况良好，并深知自我护理的重要性。

治疗方案

我们采用了 CO_2 点阵激光联合 PRP 促进组织再生修复的治疗方案。第一阶段，患者应用含活性肽和低剂量视黄醇的外用护肤品，进行为期 6 周的治疗前护理，并持续至下一阶段治疗前 5 天。激光治疗过程中存在出血的可能，故治疗前 10 天避免应用任何抗凝剂（如阿司匹林）。第二阶段，应用 CO_2 点阵激光将能量直接传递至真 - 表皮层连接处（基底膜带，为再生细胞所在处），而后在真皮层中部（乳头层下）进行点阵修复。点阵激光会在皮肤表面造成点状矩阵间隔的浅表热损伤，点与点之间存在未损伤的正常组织。这种可控式微损伤通过刺激胶原蛋白新生来促进修复过程。新生胶原会形成一个坚韧的结缔组织网状结构，充当再生细胞的支架。激光治疗过程中，将 PRP 分层覆盖于面部，随后被皮肤吸收，并使血小板趋化至目标结缔组织区域，以刺激组织再生。治疗可在局部麻醉和轻度镇静的疼痛管理下进行，治疗过程总耗时约 40 min。

讨论

皮下组织缺损处由于血供和神经支配受损，易产生"风洞"效应，导致面部组织向后拉伸收缩。此外，如果该区域的细胞因既往剥脱性治疗已进行过多次复制扩增，则有可能因端粒缩短而无法再进行复制。同样，胶原蛋白功能也可能受损，而生活方式因素可进一步加剧情况恶化。随着年龄增长，约 80% 的合成结缔组织的成纤维细胞和纤维细胞可能会进入静息状态，仅 20% 保持活跃。这侧面证实了应用 PRP 治疗导入血小板和其他再生细胞逆转上述比例的重要性。CO_2 点阵激光治疗产生的可控性热损伤不仅会导致皮肤短暂出血，还会引起面部红肿。因此，有必要让患者事先充分知晓上述情况，并做好心理准备。患者需要有充足的时间和精力，在接下来的 2 周内每天进行密集的治疗后护理。此外，医生也应预留足够的时间随时为患者提供随访服务。在本案例中，医生和患者是通过视频沟通的。在这 2 周恢复期内，可规律冷敷（2 ℃左右）"舒缓"皮肤，以促进恢复（切勿将冰块直接敷于皮肤上，以免造成冻伤）。此外，可用棉签蘸取低浓度醋溶液温和擦拭、清洁面部，然后涂抹凡士林以保护面部皮肤。应用 PRP 后，该患者的愈合过程明显加速：治疗后第 1 天，患者面部皮肤出现点状出血及渗液的情况。但是，第 3、5 和 6 天拍摄的图像显示（图 7.7 ~ 7.12），上述情况在 1 周内逐渐改善。治疗后 2 周，红肿明显消退。相比之下，在未应用 PRP 的情况下，恢复时间可能长达 4 ~ 6 周。

效果

患者的皮下脂肪容量较少，眼周及颧骨下方凹陷明显。由于过度活动，患者的下颌与唇周组织也出现退行性变。治疗后 2 周，患者面部皮肤恢复良好，仅有局部轻微红肿，整体面部组织恢复至更饱满、更年轻的状态。未来几周内，通过外用护肤品，患者的肤质继续改善。CO_2 点阵激光联合 PRP 不仅加速了组织愈合修复过程，还促进了面部皮肤年轻化。

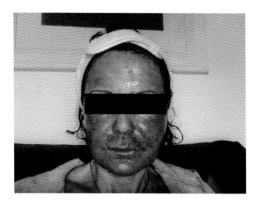

图 7.7　治疗后第 1 天：CO_2 点阵激光可控性热损伤治疗后，患者面部出现短暂点状出血、红肿

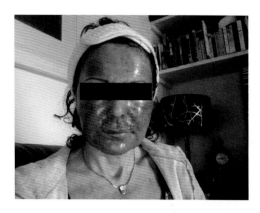

图 7.8　治疗后第 3 天：经冷敷、应用低浓度醋溶液擦拭及涂抹凡士林等处理后，皮肤症状（出血、红肿等）改善

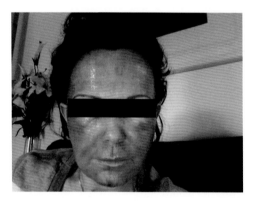

图 7.9　治疗后第 5 天：皮肤红肿、渗液等症状进一步改善

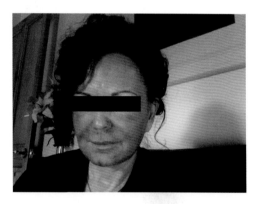

图 7.10　治疗后第 6 天：面部皮肤呈持续恢复的状态

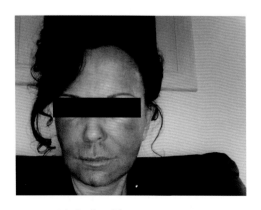

图 7.11　治疗后 1 周

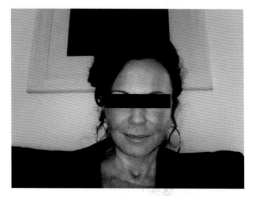

图 7.12　治疗后第 10 天

患者 G：CO_2 点阵激光联合 PRP 治疗顽固性痤疮（图 7.13、7.14）

　　一名 20 多岁的有顽固性痤疮病史的女性患者主因面部明显炎症来院就诊。患者主诉其面部痤疮严重影响了其心理健康。患者的病史显示，她曾被临床诊断患有抑郁症，是异维 A 酸全身治疗的禁忌证。治疗方案选用 CO_2 点阵激光联合 PRP 并辅以抗生素的治疗方法。

　　患者资料：

- 年龄：21 岁
- 性别：女
- Fitzpatrick 皮肤分型：Ⅲ型
- 临床表现：顽固性痤疮

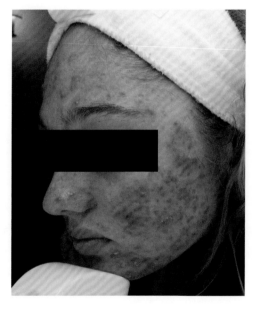

图 7.13　治疗前

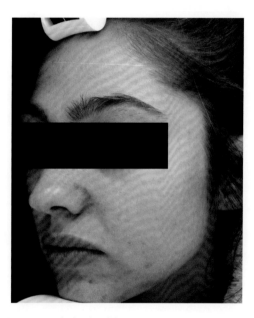

图 7.14　治疗后 6 周

简介

　　很多人在青春期会因体内雄激素水平升高而出现痤疮。多数情况下，痤疮会随着时间推移而消退，或通过局部使用抗生素或维 A 酸类药物而得到改善。然而，对患者而言，痤疮是一种令人极其痛苦和沮丧的病理状态，而且痤疮可能与全身代谢综合征（如高血压、糖尿病等）有一定关系。此外，顽固性痤疮会导致患者面部形成瘢痕，对患者的身心健康造成极大伤害。这类顽固性痤疮在治疗上比较棘手，而且一些药物治疗存在出现不良反应的风险。

案例介绍

本案例中的 21 岁女性患者在其青春期的很长一段时间内都伴有痤疮病史，对其外貌和自尊产生了持续的不良影响。尽管她既往治疗失败，患者的家属仍非常支持她治疗痤疮，以免因痤疮遗留瘢痕。体格检查显示，患者面部存在囊肿性和脓疱性痤疮，部分皮损进展为早期瘢痕，面颊及额部皮肤红肿并伴有触痛。患者既往曾接受痤疮治疗，包括应用抗生素及过氧化苯甲酰等局部药物治疗，上述治疗确实取得了短暂改善。尽管如此，目前患者的痤疮已发展至中重度，并存在遗留永久性瘢痕的风险。为了治疗痤疮，患者曾考虑口服异维 A 酸（商品名为 Roaccutane）治疗痤疮，但其更担心药物可能带来的不良反应，如使人焦虑，变得有攻击性或产生自杀倾向等[1]。因此，患者认为这种药物治疗只能作为最后的手段，患者更希望能找到基于再生修复的替代治疗方法。本例患者是一名全日制在校学生，健康状况良好。经医学影像学检查也排除了多囊卵巢综合征（PCOS）的可能。

治疗方案

治疗方案为富含高浓度自体血小板和生长因子的 PRP（启动和加速组织再生）联合 CO_2 点阵激光治疗（表皮层微剥脱，增强再生进程）。治疗首要目标是抑制炎症反应、减少痤疮、改善瘢痕，同时关注患者的心理状态。鉴于患者有抑郁症的病史，不考虑系统应用异维 A 酸。给予患者多西环素与过氧化苯甲酰联用，因为它们的抗菌作用有助于防止任何细菌感染。还可给予患者低浓度的视黄醇（异维 A 酸的外用剂型）来抑制皮脂腺分泌油脂，并辅以稀释的葡萄糖酸和水杨酸，用于调节表皮下组织，促进弹性蛋白等细胞外基质的合成。

讨论

治疗开始时，我们采用了一种温和的联合治疗方案，而不是会导致不良反应和疼痛感的激进治疗。痤疮病程及治疗周期越长，患者就会越痛苦、绝望，因此有必要关注治疗过程本身对患者的心理影响。患者之前曾接受抗生素和过氧化苯甲酰治疗，虽然只带来短暂的改善，但这让患者感到舒适，有利于接受后续的治疗。众所周知，适度的激光剥脱性治疗可刺激组织再生进程，但如果过度治疗，则会加重炎症反应，并导致不良反应的风险增加。因此，CO_2 点阵激光参数设置保持在适度合理的水平（"Decca Smart Xide Dot" CO_2 点阵激光仪器，输出功率 10 W，光斑直径 600 μm，脉宽 1000 μs，单次脉冲模式），而 PRP 可用作激光治疗后的修复剂。合理的激光应用有利于更有效地消除炎症，因为激光的光热效应可有效减少皮肤内细菌。此外，激光还可通过可控的能量刺激，促进皮肤组织再生并同时打开皮肤吸收微通道，以利于 PRP 透皮吸收。总之，PRP 联合 CO_2 点阵激光的治疗方案有助于修复微小瘢痕，同时 PRP 中的血小板和生长因子实现了皮肤年轻化。在治疗后期，PRP 还可通过微滴注射的方式导入深层组织。

效果

　　治疗后 6 周内，患者的炎症反应得到有效控制，12 周后皮肤明显改善。12 周内患者共接受了 3 次温和的 CO_2 点阵激光联合 PRP 治疗。随访显示患者整体皮肤状态良好，仅偶有丘疹，能通过外用护肤品改善。本次治疗是该患者自觉第一次真正有效地控制了痤疮，其情绪状态及日常社交均得到极大改善。该案例体现了再生治疗（PRP）联合传统治疗（激光）对治疗顽固性痤疮的巨大优势，同时也有益于患者的心理健康。

患者 H：脂肪移植与 SVF、PRP 和 PDO 单丝缝合线联合的非切除性面部提升术（图 7.15、7.16）

　　一名 60 多岁的女性患者主因面部衰老出现组织退行性变（包括弹力组织变性及上睑下垂）来院就诊。患者既往接受面部提升术时因全身麻醉出现过不良反应，目前希望尝试局部麻醉下的再生治疗。该患者的治疗方案选择轻度镇静下的非切除性面部提升术，涉及脂肪移植与 SVF、PRP 及聚对二氧环己酮（polydioxanone，PDO）单丝缝合线的联合应用。

　　患者资料：

- 年龄：62 岁
- 性别：女
- Fitzpatrick 皮肤分型：Ⅱ 型
- 临床表现：面部衰老（不使用全身麻醉）

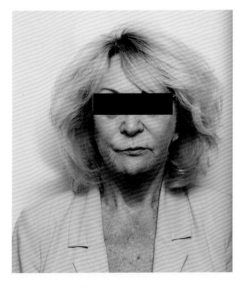

图 7.15　治疗前

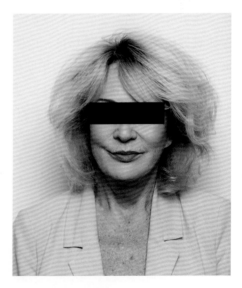

图 7.16　治疗后 6 周

简介

衰老过程通常会导致面部组织退行性变，进而引起包括皮肤弹性丧失、容量减少、肌腱与肌肉萎缩，以及骨吸收等在内的一系列变化。很多人会寻求面部提升术，以改善皮肤纹路、皱纹和松弛等衰老表现。这种传统的面部提升术会涉及组织的提拉和（或）切除，通常需在全身麻醉下进行。治疗可能会遗留术后瘢痕，对老年患者有一定的限制。目前的再生疗法亦可获得良好的疗效，而且不需要切除任何组织。

案例介绍

本案例的 62 岁女性患者是一名职业演员，经常需要在阳光下进行户外拍摄活动。作为演员，外貌对其而言至关重要。患者在 50 多岁时接受过面部提升术，近期又接受了类似的二次手术。但是由于全身麻醉的不良反应，患者现已放弃这类手术。因此，患者来院进行面部衰老评估，并希望接受非全身麻醉下的再生治疗。体格检查显示患者的面部存在日光性弹力组织变性，其眼部、鼻部、唇部和下颌周围可见深在性皱纹。由于上睑下垂，皮下软组织容量减少，导致其面部皮肤出现松弛下垂。同时，支配表情的面部肌肉也因弹力丧失而收缩，这种长期收缩造成脂肪细胞应激，导致它们退化至萎缩状态。此外，骨性结构也有退行性变。因此，患者面部在所有组织水平都有容量 / 体积的变化。患者在其他方面健康状况良好，但仍对任何医美治疗所需的麻醉方式感到焦虑。

治疗方案

我们采用在轻度镇静下再生治疗技术联合非切除性面部提升术的治疗方案。该方案涉及多种治疗技术，以针对患者面部外貌至关重要的五个层次：皮肤、脂肪组织、肌腱、肌肉和骨骼。手术过程包括在深部组织注射 SVF 和 PRP，同时进行脂肪移植以补充缺失的组织容量。该手术是非切除性的，无须复位或移除而切开组织。但是，我们需要确定主要支持韧带及肌腱的位置并做皮肤微切口，以便应用 PDO 单丝缝合线将组织复位。术前，应用含有多肽、视黄醇和维生素 C 的外用护肤品对患者皮肤进行为期 6 周的准备。SVF 和 PRP 与患者脐周获取的自体脂肪混合后导入。手术在轻度镇静下进行，在此期间患者意识模糊，全程处于放松和舒适的状态。术后患者对于手术的记忆很少或完全没有。镇静过程是由麻醉师应用可控的药物组合来实施的，这些药物可能包括止吐药、阿片类止痛药（如芬太尼）、苯二氮䓬类药（通常为咪达唑仑）及静脉麻醉药（异丙酚）。整个治疗耗时约 2 h，术后留院观察一段时间。当患者身体和精神状态恢复良好后，即可离院回家，继续休养。

讨论

与传统面部提升术相比，本案例展示了再生疗法对特定患者群体的优势。本案例的联合治疗方案适合既往接受过一次或多次面部提升术的人群，他们可能希望避免切除性手术相关的风险。皮肤大部分结构和弹性取决于皮下脂肪层的完整性。当日光损伤至一定程度时（如本例患者），皮下脂肪层就会受到影响，导致真皮内及真皮中部细胞合成胶原蛋白、弹性蛋白和透明质酸的水平下降。脂肪组织是自体干细胞的丰富来源，通过脂肪移植术增加皮下组织容量；同时，SVF 和 PRP 中的其他再生细胞又能促进自体干细胞的生长。PDO 缝合线在皮下构成支架结构，以便脂肪导入填充。缝合线使面部组织提升可能会引发轻微的刺激，这种刺激有助于细胞及组织再生。随着时间推移，缝合线逐渐降解，最终被胶原蛋白（Ⅰ型）取代并继续发挥支撑面部结构的作用。联合治疗方案的整体效果是促进细胞再生，使成纤维细胞及纤维细胞的活性增加。为了减轻患者的焦虑情绪，尽可能制造一个让患者感到舒适的手术环境（如播放舒适的背景音乐）。这有助于控制患者血压，同时监测血氧及心电图。手术引起的大部分炎症反应通常在 2~5 天内消退。年龄较大的患者在治疗期间可能会出现轻微瘀斑，通过口服肝素和维生素 K 可在 10~14 天内逐渐缓解。再生进程将持续 3~6 个月，组织容量和整体外观在 9 个月内持续改善。最终改善效果将维持约 18 个月，随后皮肤重新开始进入下一轮衰老过程。

效果

治疗后，患者面部特征出现年轻化改变，面部组织容量增加且肤质改善，深在性皱纹显著减少，面部松弛下垂明显改善（图 7.17 和图 7.18）。该案例的总体效果是通过细胞再生实现的，从而在整体上逆转衰老损伤。患者对治疗效果非常满意，感到整个人恢复了自信。几年后，患者再次来院复诊，接受进一步的维养治疗。

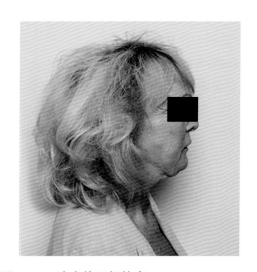

图 7.17 治疗前面部轮廓

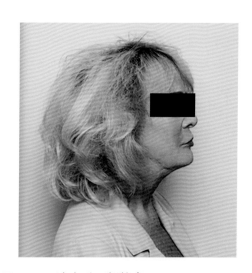

图 7.18 治疗后面部轮廓

参考文献

1. Langan SM, & Batchelor JM (2011) Acne, isotretinoin and suicide attempts: A critical appraisal. Br J Dermatol. 164: 1183–1185.

第**8**章　富血小板血浆与富血小板纤维蛋白

科学依据

如果我们在自体皮肤上切一个小口，会观察到一系列生物学活动的发生。显微镜下，我们可观察到创面部位分泌澄清的浆液，有时甚至肉眼可见其分泌过程。该分泌液是机体天然的血浆，具有连接皮肤切口并牵拉闭合切口两端的作用。此时皮肤创面处发生的生物学过程称为趋化现象（chemotaxis），即在趋化因子作用下，再生性细胞从邻近组织迁移至创面中心处，形成血栓（plasma plug）。渗出性浆液中富含多种愈合和再生过程所需的生长因子和趋化因子。在愈合过程中，创面形成由凋亡的上皮细胞、皮屑和血浆组成的保护性痂皮。创面下的细胞以连接缺损的方式生长并黏合修复皮肤缺损处，痂皮最终脱落。创面形成后自然启动该愈合过程，这在年轻患者中非常明显。令人振奋的是，我们现在可以将以富血小板血浆（platelet-rich plasma，PRP）和富血小板纤维蛋白（platelet-rich fibrin，PRF）为代表的再生治疗技术的天然愈合能力应用于临床。

血小板浓缩物是由患者自体血液制备的生物制剂，它们富含生长因子，包括启动和促进组织再生过程所必需的生物活性蛋白。特别是该生物制剂中含有高浓度的血小板。血小板是血液中天然存在的参与凝血过程的小型细胞。血小板的首要功能是对损伤部位进行止血，血小板还可通过合成的信号蛋白调控损伤愈合过程。血液中各种细胞的大小和形态皆不尽相同，利用其物理性质很容易制备出血浆性血小板浓缩物。因此，离心装有患者自体血液的试管时，沉降系数较大的细胞会沉入试管底部形成沉淀物，而血小板部分（小型的成熟细胞）则悬浮于靠近底层沉淀物上方。当聚焦于血小板上方时，可以发现各种生长因子因分子量更小而悬浮于血小板上层。所有信号蛋白均非常有价值。既往的治疗仅利用血小板部分，而现如今更倾向于将血小板与生长因子一起混合使用，因为两者是以协同方式发挥作用的。PRP制备过程会除去血液中密度和沉降系数均较高的颗粒（如红细胞），留存少量炎性粒细胞。因为炎性粒细胞有助于激活血小板，同时诱发的少量炎症反应也将有助于激活再生过程。

如果在实验室条件下通过重组技术制备上述血小板和生长因子的协同混合物，那将是极其复杂且昂贵的过程。相比之下，PRP是一种自体产物：一种先天性预设比例的多成分混合物。因此，我们通常利用这种机体自身的"细胞智能"为个体患者提供所需的适合因子。

人体血液中55%的组分是血浆，剩余45%中的大部分为输送氧气和清除二氧化碳的红细胞。白细胞是机体免疫系统的重要免疫细胞，其中包括粒细胞、单核细胞和淋巴细胞，它们在血液中的占比不足1%。血小板约占血液总量的0.15%。尽管如此，它们的数量却十分庞大，正常个体血液中的血小板计数为（1.5 ~ 4.5）× 10^5/μl。血小板具有包括激活血栓在内的一系列生理功能。这类血栓由肝脏合成的纤维蛋白原和球蛋白构成并在凝血过程中发挥重要作用。血浆成分通常还含有营养成分、维生素、激素和电解质（如钠、钾及钙等离子）等。下面将介绍一些非常有临床价值的生长因子。

转化生长因子 – β

转化生长因子 -β（transforming growth factor-beta，TGF-β）可刺激细胞增殖，并促进细胞外基质（构成网状结构，细胞位于其中）的合成。细胞外基质成分包括纤维蛋白、胶原蛋白以及维持皮肤弹性、强度和韧性的弹力蛋白。此外，转化生长因子（TGF）也能通过刺激血管新生来促进皮肤血供增加。

血小板源性生长因子 A 和 B

血小板源性生长因子（platelet-derived growth factor，PDGF）是一类能刺激趋化作用和细胞增殖的蛋白质，其可依据作用方式和功能的不同分为两类生长因子。PDGF-A 可促进成纤维前体细胞迁移至皮肤受损处。而 PDGF-B 则特定刺激成纤维前体细胞的增殖，最终成纤维前体细胞分化为纤维细胞。上述纤维细胞与因子均具有炎症特性，最终结果是促进结缔组织的形成。

胰岛素样生长因子

胰岛素样生长因子（insulin-like growth factor，IGF）的作用机制与胰岛素相似，是一种能刺激细胞增殖、促进胶原合成和成纤维细胞迁移的生长激素。

血管内皮生长因子

血管内皮生长因子（vascular endothelial growth factor，VEGF）可刺激内皮细胞（形成和排列为血管组织结构的细胞）的增殖与迁移。正常内皮细胞的增殖方式与血管栓塞引起组织缺血时血管增生的方式差别不大。血管栓塞时，内皮细胞在栓塞处周围促进血管新生（出乎意料的是，这意味着当突发急性血管栓塞时，与健康年轻人群相比，长期患有慢性血管栓塞的患者发生致命性心脏病的概率更低）。

表皮生长因子

表皮生长因子（epidermal growth factor，EGF）可刺激组织现存的成熟血管向表皮层方向形成新生血管，从而实现血管增生。EGF 可调控纤维蛋白、弹力蛋白和胶原蛋白的新陈代谢，维持表皮层细胞的动态平衡。EGF 还可刺激成纤维细胞的迁移和增殖。

PRP 和 PRF 中含有的生长因子种类相同，但释放速度不同。PRP 中的生长因子迅速释放，短时间内达到峰值；而 PRF 中的生长因子则缓慢释放，持续时间约为 10 天。

PRP 已被证实具有良好的促进愈合能力，如能有效治疗糖尿病足溃疡。2018 年发表的一项临床研究提出："近年来，PRP 技术在组织再生治疗中的应用取得了巨大进展。PRP 是慢性创面的有效治疗手段，对于治疗糖尿病足创面非常有前景，因为它可以促进创面愈合，减少组织感染与渗液，降低截肢率。[1]"

PRF 促进愈合的作用同样备受关注。纤维蛋白是凝血过程中的一种重要蛋白质。当它被激活时，蛋白质分子相互连接形成网状结构（纤维蛋白是形成该结构的凝胶状物质）。也就是说，PRF 的作用方式类似于生物胶，其优势在于可形成上述占位性结构；而 PRP 为液态物质，不具备凝胶状物质的优势。基于凝胶态的优势，PRF 可在相对固定的位置缓慢释放生长因子。因此，我们通常将 PRF 应用于需增加组织容量及持久再生效果的身体部位。例如，PRF 应用于面部医美治疗，生长因子可缓慢释放并促进该区域的组织再生。PRF 同样适用于口腔科种植治疗，它们不仅能填充蛀牙（龋齿），还能增加血供并加速骨愈合过程。

因此，PRP 和 PRF 临床应用的科学原理与目前其他的细胞治疗原理相似。此外，PRP 和 PRF 完全源自患者血液自体成分，可通过组织内注射实现快速、便捷的给药。综上所述，PRP 和 PRF 是一类具有可填充性、营养性及非人造的再生材料。

适应证与禁忌证

PRP 在面部治疗中疗效显著，不仅适用于皮下组织再生，还适用于如鱼尾纹、黑眼圈、光老化、瘢痕、毛孔粗大，以及局部胶原严重流失等常见浅表性皮肤问题。PRP 对于重塑自然老化的皮下组织结构非常有效，它可促进胶原蛋白的合成，并且与脂肪移植联合应用可增加皮肤容量，实现皮肤年轻化。因此，PRP 治疗皱纹疗效显著，可使皮肤更为光滑和饱满，并改善皮肤纹理与肤色。PRP 相比其他皮肤年轻化医美技术，更经济、省时。因此，可将PRP 注射入皮肤用于面部再生治疗。PRP 也可以与透明质酸混合成复配填充剂。目前，我们正在研究一项治疗技术即在眼睑下方皮内注射 PRP 促进该处皮肤的增厚，并再生更深层次的皮下组织（包括肌肉），从而达到眼周紧致的效果。因此，在眼周部位衰老的早期阶段，患者应尽可能避免接受有创性治疗。PRP 治疗通常需要 3 ~ 4 个疗程，每个疗程间隔 2 ~ 4 周。PRP 也可应用于眼科手术后，作为滴眼液用于缓解眼部炎症。

PRP 和（或）PRF 同样适用于治疗脱发、外科修复、肌腱和膝关节损伤、急性肌肉扭伤、运动损伤、骨质流失和关节炎（osteoarthritis，OA）。PRP 甚至可在心脏手术中用于预防及治疗胸骨感染和切口溃疡。胸骨上方皮肤菲薄，手术切开后愈合较慢。与心脏手术类似，胸外科手术也存在胸骨切口愈合不良的问题。PRP 可封闭创面从而预防感染，同时缓解炎症反应；此外，PRP 还适用于血管性溃疡、烧伤和瘘管的护理及治疗。

PRP 也被证实在头皮年轻化治疗中疗效显著，可治疗早期脱发。2014 年发表的一项研究得出结论："PRP 注射是治疗雄激素性脱发的一种简单、经济、操作性强的治疗技术，患者总体满意度高。[2]" PRF 也可用于毛发再生治疗，与 PRP 相比，PRF 具有更长的细胞激活期。由于 PRF 的生长因子释放会持续 10 天以上，故能激活更多的再生性细胞。

2015 年的一项关于关节炎所致膝关节损伤的研究指出：PRP 在缓解疾病症状和改善生活质量方面优于透明质酸（hyaluronic acid，HA）。此外，对于接受常规治疗无效的膝关节炎患者，PRF 也是一种治疗选择[3]。

需要注意的是，PRP 和 PRF 只能进行组织内注射，不能注射至血管内，因为血管栓塞的风险较高。PRP 和 PRF 的禁忌证与其他再生治疗技术类似。患者应具备良好且稳定的健康状态。任何需要特殊治疗的急性或感染性疾病都应属于禁忌证范围，具体情况取决于患者状态及其病史。关于医美治疗，尤其是涉及面部年轻化治疗，读者应关注前文中提到的对患者的预期管理和心理健康疏导的建议。同时还应考虑患者自身的细胞健康状况和 DNA 甲基化程度（见下文）。如果将 PRP 与透明质酸联合作为填充剂应用，则任何对该填充剂过敏或高度敏感的情况都属于禁忌证。

操作技术

自体 PRP 和 PRF 中血小板和生长因子的生物富集是一种相对简单的技术。目前，该技术被临床广泛应用，操作过程涉及许多精密的离心设备以及密闭循环的无菌系统，以确保血制品的有效性和安全性。对患者采血后，于特定离心机离心 5 ~ 10 min。我推荐采用"血沉棕黄层收集法（buffy-coat method）"：剧烈的旋转导致沉降系数较大的红细胞沉淀至试管底部，而血浆分布于最上层，中间层为含有血小板、少量粒细胞（granulocyte）和白细胞（leukocytes）的血沉棕黄层（buffy-coat）。如果移取血沉棕黄层，则丢失悬浮血浆中的营养物质和激素等成分。因此，通常将上层血浆和中间层血沉棕黄层混合（丢弃底层红细胞及其他沉淀物）以增强该溶液的疗效。混合后获取的最终血制品可安全地应用于患者。

用于制备 PRP 溶液的血样浓度水平尤为重要。在制备过程中大约 45% 的血容量会被丢弃。举例说明，如果起始离心的血样容量为 1.0 ml，终体积为 0.55 ml。尽管血样中的血小板未被完全富集，但最终溶液中含有更高浓度的血小板，约为起始血样中血小板浓度的 1.6 倍。实际上，最终获得的溶液中血小板浓度可能比 1.6 倍更高。有研究显示，PRP 重新注入患者体内后，其具有调节细胞活性的作用，而 PRP 浓度为初始浓度的 1.5 ~ 2.5 倍时才会产生效果；而在 2.5 ~ 8 倍时，效果并无显著提高。故 PRP 溶液在上述起效浓度范围时才能实现预期的疗效，如增加血供、促进成纤维细胞迁移与细胞更新等。然而，如果达到 8 倍以上的浓度，可能会引起其他非预期情况，因为高浓度带来的过度作用会诱发机体自身的细胞反应。目前，PRP 治疗除了补充与激活机体组织成分外，还可以直接激活体内的干细胞。在该层面上，我们有可能取得更好的再生效果，但是该过程更加复杂、成本更高。根据我的经验，2.5 ~ 8 倍属于一个静息范围，选择可提供 5 倍起始血小板浓度的给药设备进行 PRP 治疗，临床意义其实并不大。

制备 PRP 时，白细胞的最佳剔除率为 96%，剩余的 4% 是一定程度的炎症反应激活再生过程所必需的。红细胞的最佳剔除率为 99.7%。制备 PRP 所需的患者自体血液量相对较小，采集 8 ml 的血液即可满足全面部治疗所需。得益于制备技术的高度可重复性，我们每次对血样处理后都能获得同样的终产物，即保留血样中大约 80% 的血小板，以确保起始浓度为基础水平的 1.6 倍。如果采取进一步措施来富集更高浓度的血小板溶液，可以使溶液的功效增强，但也会降低溶液中可用的营养物质及电解质的水平。因此，大多数医美治疗所采用的终产物最佳成分比例／水平应尽可能接近机体自身的水平，使其可用于患者注射，并且可以与其他医美技术联合应用。

非切除性 5D 面部提升术

根据我的临床实践并综合 PRP 和 PRF 等再生治疗手段的优势，我提出一种适用于面部提升的治疗方案，并将其命名为"5D 面部提升术（The 5-D Face-Lift）"。该治疗方案包含多种技术，从而治疗决定面部外观的 5 个层次结构（在第 2 章已有描述），即皮肤、脂肪组织、肌腱／韧带、肌肉、骨骼。对于适合的案例，我们能够在无须切除组织的情况下重塑面部结构，取得惊人的效果。5D 面部提升术可根据患者实际情况进行个性化方案设计，但该治疗方案一般需要在局部麻醉和镇静下进行，治疗时间为 2～3 h。它是一种包括面部小切口和深层组织注射的外科手术。但是，它不属于切除性手术：并不像常规的面部提升术那样需将组织切割以复位或移除。如果是从额部向下进行操作，我们会做一系列的小切口以确定主要支持韧带和肌腱的位置，随后使用缝合线完成面颈部组织的收紧和提升。当该手术与 PRP、PRF 或 SVF 等再生治疗技术联合应用时，可取得显著的治疗效果。在我看来，目前面部提升术可分为两种：一种是切除性手术，即切除多余的组织；另一种则是目前创新性的非切除性再生手术。当然，对于大多数患者而言，采用两种类型手术的联合治疗可能效果更佳。

预防并发症

在综合评估患者的现病史和既往史，并遵循临床操作规程的前提下，应用 PRP 已得到共识，而且安全。但是，PRP 中生长因子的功效受到患者年龄与整体健康状况的影响。除了上述考量因素外，还需要经静脉通路采集足量的血样。老年患者的静脉可能非常细小或深在。因此，为了预防并发症的发生，还应考虑患者的身体因素。患者可能患有特殊的缺陷综合征或遗传性疾病，或可能影响血液中血小板和生长因子质量的疾病。对于这类患者，建议采取操作简便、适用性强的重组生长因子方案进行治疗。该治疗方案还适用于拒绝或恐惧采血，但可接受注射方式治疗的患者。重组生长因子治疗方案的疗效主要依赖于生长因子而非血小板，但对于某些患者，两者协同可能会取得更好的治疗效果。

PRP 和 PRF 用于男性脱发治疗时，如果与较高剂量的睾酮阻断剂（testosterone blockers）联合应用，可能会增加并发症的发生风险。血管的二氢睾酮（dihydrotestosterone，DHT）受体被激活会引起男性型脱发，同时增加血管通透性，导致血液中部分蛋白质渗出，形成蛋白质网状结构，限制氧气和营养物质输送至毛球（hair bulb），最终导致脱发。针对上述情况，可给予睾酮阻断剂如非那雄胺（finasteride）。然而，当这类药物剂量过大时，可能会导致包括性功能减退在内的不良反应。如果内分泌系统反馈合成更多的雌激素，可能会诱发乳腺增生。低剂量服用并进行严密的临床监测可缓解上述不良反应。

预后与随访

　　由第 3 章和第 7 章的案例展示及案例研究可见，PRP 和 PRF 治疗可以获得皮肤年轻化的满意效果。除对浅表皮肤具有确切的疗效外，PRP 还可注射应用于面部更深的肌肉层次，以促进肌肉收紧和再生。随着时间推移，PRP 还可改善肌腱退行性变。PRP 和 PRF 也可与其他治疗技术联合应用，详见第 9 章。

参考文献

1. Prakasam N, et al (2018) A clinical study of platelet rich plasma versus conventional dressing in management of diabetic foot ulcers. Int Surg J. doi.org/10.18203/2349-2902.isj20184069
2. Swapna S, Khatu S, More YE, et al (2014) Platelet-rich plasma in androgenic alopecia: myth or an effective tool. J Cutan Aesthet Surg. doi.org/10.4103/0974-2077.138352
3. Raeissadat SA, Rayegani SM, Hassanabadi H, et al (2015) Knee osteoarthritis injection choices: platelet- rich plasma (PRP) versus hyaluronic acid. Clin Med Insights Arthritis Musculoskelet Disord. doi.org/10.4137/CMAMD.S17894

第9章 再生医学与其他技术的联合应用

科学依据

细胞治疗与传统医美治疗技术（如切除性手术或物理性剥脱术）的联合应用已有充分的科学依据。我在本书开篇提到应用化学剥脱术、外科提升术、激光和射频治疗等技术，可使患者获得明显的改善效果。同时，再生医学亦能显著提高因疾病接受重大手术的疗效。我在临床实践中既会应用再生医学治疗技术，也会应用剥脱性和（或）外科提升治疗等传统技术。纵观医美治疗技术的发展，大多数医美治疗主要依赖外科手术或剥脱性治疗等技术，再生治疗技术占比较少。再生医学技术与传统治疗技术均有科学依据支撑，同时随着细胞医学的不断发展，两者的临床应用比重正在不断变化。毫无疑问，传统治疗技术仍然是现代医疗健康体系的重要组成部分，而相比前者，再生治疗技术的独特之处在于它能直接利用机体自身的"细胞智能系统"实现预期的治疗目的。然而，我认为上述治疗技术的发展并非是治疗技术间的取代：事实上，治疗技术间的联合常可协同发挥作用，取得更好的疗效。

医生如何在再生医学与传统医学间找到合适的平衡点，这是医美领域正面临的现实问题。患者是选择以切除性手术为主，再生治疗技术为辅；还是选择单一再生治疗技术，或辅以手术治疗？其实答案很简单：治疗方案应始终以患者实际情况为基础，选择最适合的个体化方案。患者的面部结构特征以及衰老所造成的影响需要被特别关注。医美技术的联合应用通常是治疗面部5个层次的最佳方案，因为治疗会充分考虑到所有软组织，以及面部容量变化和骨质吸收。与现有物理性剥脱为主的医美治疗技术相比，细胞治疗的优势在于以更小的身心创伤获得更好的组织再生，为患者提供一个整体的改善效果。尽管再生医学令人振奋且极具前景，但它目前还不能实现我们所有的医美诉求，尤其是对于身体局部解剖组织过剩的患者，切除性手术仍发挥重要的临床作用。

目前，行业内有多种治疗手段可供选择，便于医生根据患者诉求制订最合理的治疗方案。这也说明，如果我们需要将患者转诊给同行时，最好具备一个可提供协助诊疗的同行网络。为患者制订最适合的治疗方案的关键是：不仅要分析患者的现病史和既往史，更要用心关注患者的诉求和个人价值观。如果我们只是简单地推荐某一种治疗技术，仅在可选项目中简单勾选，那么我们所做的就是纯技术操作工而已。如果治疗仅是冰冷的流程，说明我们并未对患者用心负责，这也辜负了我们的专业知识和个人价值。个体的价值观体系是随年龄增长逐渐构建的，也是塑造他们需求和欲望的基础。医生无法通过5~10 min的时间就能完全知晓，并且也不应做上述尝试。相反，医生更应该关注患者的生活方式，进而帮助其认知衰老进程；不仅要记录患者的病史，更要对病史认真详细地询问和讨论，以确保取得与患者的有效沟通。例如，患者就诊时可能会主诉："我想和您聊聊我的脸，我对自己的双下巴很不满意。"沟通可帮助患者了解自身衰老的原因，并理解衰老属于正常现象。有的患者则可能会被某一问题长期困扰，如瘢痕或男性型脱发。对于这类情况，医生需要了解患者近期生活中发生了哪些变化从而促使其在这个特定时间节点寻求治疗。医生有时有必要向患者解释单一治疗技术可能无法解决所有问题。同时，在出现非预期的结果前，医生还应告知患者积极治疗与过度治疗间的界线是非常微妙的。通过综合考量上述所有因素，将有助于确保治疗不会对患者造成负面的心理影响。

综上所述，细胞医美治疗技术与以切除性手术和（或）物理性剥脱治疗为主的传统医美治疗技术，均具备科学依据。因此，通过合理地联合应用上述治疗技术，可使患者的身心受益，达到预期的治疗目的。

适应证与禁忌证

面部提升术是再生医学联合传统外科手术取得更好疗效的经典范例。面部提升治疗应用单一切除性手术或非切除性技术均可，但我发现两者联合应用时通常会取得更好的疗效。既往对于某些面部提升术的批评是仅能进行有限次数的切除性手术。例如，一名 60 多岁的患者在接受多次手术治疗后，外观呈现出明显的手术痕迹。因为对于年龄较大的患者，仅靠手术治疗来获得肤质和组织的改善，效果是极为有限的。事实上，手术还可能导致负面结果，因为开放性手术中切断的血管和神经难以像年轻患者一样快速恢复。患者组织的质量实际上在术后反而会下降。然而，我们可通过治疗技术的联合应用，制订能规避上述风险的治疗方案。例如，将具有优质凝胶结构的 PRF 在手术切口缝合前应用于局部软组织，从而促进皮肤再生、改善血供，减少瘢痕形成、伤口破裂或感染的风险。

不可否认，切除性手术仍是某些医美治疗的必要项目。尤其是因年龄增长而出现皮肤显著松弛或脂肪组织过多的患者，切除性手术治疗无疑是最佳选择。例如一名 60 多岁或年龄更大的双下巴明显的患者，在接受无任何切除性手术的再生治疗后，可能最终无法获得明显改善。如果同时将少量切除性治疗联合细胞再生治疗，可能会取得更好的治疗效果。

同时，联合不同类型的医美治疗技术，其适应证与禁忌证也因人而异。对于存在组织容量缺失和功能衰退的患者，最好避免切除性手术。而对于组织过多的患者，单一的再生治疗可能无法获得最佳疗效。

操作技术

我基于自己的临床实践经验，总结出一套切除性手术联合再生治疗技术，以针对面部

5 层结构的深层组织再生治疗方案。目前，皮肤损伤性问题可通过多种治疗技术解决，包括 PRP、PRF 和（或）激光治疗或剥脱治疗。例如，老年患者因面部皮下软组织与脂肪组织缺失，导致眼周或口周凹陷，此时可通过富含 PRP、PRF 或 SVF 的自体脂肪行微创移植治疗。通过物理性填充治疗可重建面部各层次结构，同时细胞激活促进组织再生。此外，还可通过联合治疗改善肌肉组织质量，如注射 SVF 使肌肉组织紧致和强健。对于肌腱和韧带，在必要时可使用非吸收性的手术缝合线进行组织复位。此类缝合线具有硅酮涂层，具有与人类组织相同的弹性。最后，骨骼层也可再生和修复。注射 SVF 或 PRP 时可能会刮损外层骨膜，造成浅表性损伤，所引起的轻微炎症反应可触发组织再生。我们甚至可将 SVF 或 PRP 与羟基磷灰石（钙复合物）混合使用，以促进骨骼层新生。上述类型的治疗技术在未来也具有联合应用的潜在价值。

下文我们将介绍可与细胞医学技术联合应用的部分"传统"治疗技术，这些技术均非常有效且已非常成熟。在多个维度，这些治疗技术的作用机制与本书概述的某些细胞疗法相似，但依赖于间接的作用途径。

化学剥脱术

化学剥脱术是一种应用化学制剂实现皮肤重塑和外观改善的医美治疗技术。该技术通常应用于面部，也适用于手臂、腿部、手部、颈部、背部和胸部的皮肤。常用剥脱剂有温和的（如乙醇酸或水杨酸）与高强度的（如三氯乙酸或石炭酸，又称苯酚）。使用更高浓度酸时需要非常谨慎。化学剥脱剂的主要作用是对表皮层造成浅表损伤，然后机体通过刺激细胞再生以促进愈合，最终在老化处新生皮肤。治疗前必须先清洁皮肤，必要时可局部注射麻醉药进行神经阻滞（需注意禁用 EMLA 等局部麻醉药的共晶混合物，因其可能会与某些剥脱剂发生反应）。此外，进行强度较大的剥脱性治疗时，可能需要静脉注射镇静和镇痛药。治疗时，将剥脱剂涂布于皮肤表面，停留数分钟，以便与表皮进行反应。在治疗过程中，患者可能会出现麻刺感或轻微刺痛感。移除剥脱剂后，可对皮肤进行冰敷以缓解不适感。化学剥脱术适用于寻求解决严重皮肤问题如痤疮或色素过度沉着的患者。该治疗技术同样适用于改善皮肤外观，如细纹、皱纹、毛孔粗大、光损伤和色斑（如黄褐斑）等。术后恢复时间为 2 ~ 8 周，疗效可维持 18 个月。而累及基底膜带的深度剥脱性治疗（我称之为外科剥脱治疗）的疗效维持可能长达 5 ~ 10 年。对于皮肤老化、较薄且细胞功能衰竭的患者，应用上述深度剥脱性治疗时需要格外谨慎。

切除性面部提升术

切除性面部提升术是一种将皮肤与底层组织剥离，并将相应的肌肉和皮肤收紧与复位，最终达到皮肤紧致与光滑的治疗技术。皮肤复位后，任何多余的皮肤组织被切除，并使用细缝合线闭合切口，使皮肤自然舒展，最终达到面部提升的效果。手术在全身麻醉或局部麻醉联合镇静下进行，通常需要 3 ~ 4 h。显然，麻醉状态下切除组织属于创伤性手术范畴。再生治疗技术（如使用 SVF、PRF 和 PRP）可在面部提升术中发挥重要的补充作用，加快愈合速度并提升治疗效果。既往常依赖于切除术的外科医生现在也逐渐意识到再生技术的应用潜力。目前，大多以切除性手术为主的面部提升术的临床治疗后续可能会联合一些再生治疗技术。然而，两者间的"天平"正在逐渐偏移，也就是向再生治为主（联合一些切除性治疗）的方向倾斜。

填充治疗

在合适的情况下，可应用不同类型的填充材料进行组织容量补充。尽管这些材料不含有任何生物活性成分，但它们仍能对皮肤产生刺激作用。例如，如果将填充材料用于皮肤组织填充，以达到饱满的效果，则能够增加局部皮肤张力，从而使皮肤获得更好的弹性。同时，这也会对基底层（表皮层和真皮层的连接处）的再生细胞产生反馈作用。

CO_2 点阵激光治疗

点阵激光治疗适用于皮肤的重塑与再生，从而改善整体肤质。其应用范围包括改善痤疮后瘢痕、色素沉着、光损伤以及细纹等。激光设备发射能量束，引起局部组织气化和热凝固，在皮肤表面形成微阵列热效应微损伤（损伤之间间隔一定距离）。激光治疗刺激细胞新生，同时促进胶原蛋白合成及受损皮肤剥离。基于治疗的强度，可选择联合 EMLA 或局部麻醉和镇静剂进行激光治疗。通常治疗需 30 ~ 90 min（根据实际情况），术后恢复期为 3 ~ 5 天。随着治疗强度的提高，其恢复期也会相应延长。治疗过程中，应确保激光发射的参数设置在治疗所需的深度和强度范围内。对于相对温和的激光治疗，一般参数设置为功率 10 W 左右，脉宽 10 ns，光斑间距 500 μm。全面部重建可能需要设置功率 20 W，脉宽 2 ms，无点阵光斑间距。需要注意，激光治疗属于创伤性治疗，故只能由受过专业培训的临床医师操作。治疗效果包括有效改善毛孔粗大、减少色素沉着过度，以及紧致皮肤，最终达到皮肤光泽度提升和整体年轻化的效果。2017 年的一项研究发现："对于面部年轻化治疗，PRP 联合超脉冲 CO_2 点阵激光具有协同效应，可缩短不良反应的持续时间并提升治疗效果。[1]"

射频治疗

射频治疗是通过使用平滑的治疗头在皮肤表面进行浅层治疗，以实现组织紧致并重建皮肤的治疗技术。射频设备的极性设置决定能量穿透深度，该能量可加热组织内水分子并将热能递送至皮肤的基底层。热能将皮肤温度升高至 52 ℃左右并维持 2 min，达到刺激再生进程的最佳状态。上述参数被认为是符合组织收缩率应采取的最佳温度和时间。射频治疗最终达到刺激组织再生并增强细胞活性的效果。射频能量还可通过针状治疗头以轻微剥脱的方式，将能量直接递送至皮肤基底层。由于该治疗方式不仅能导致组织热凝固，还能产生适度的剥脱作用，因此应用于瘢痕治疗具有显著的效果。射频治疗适用于减少膨胀纹、改善腹部松弛与颈部皮肤下垂、收紧下颌缘以及改善面部轮廓。此外，它还可以改善上肢、下肢和臀部的轮廓线。射频治疗精准的热能温度维持已被证实可刺激胶原蛋白合成，提升改善肤质和外观的疗效。射频治疗前无须麻醉处理，治疗过程通常需 1 h 以上，治疗后恢复迅速。射频治疗可诱导皮肤内约 40% 的异常组织收缩。但是对于某些患者而言，单一的射频治疗不足以解决脂肪组织过多的问题，如存在上述情况，医生可联合吸脂术进行治疗。

预防并发症

联合治疗还需重点关注患者对皮肤剥脱性治疗的耐受程度，因为多种方法的联合可能会造成剥脱作用的叠加。前面的章节中已概述过相关的注意事项，包括患者接受全面的健康筛查并了解相关病史，以确保身体状态符合治疗要求。此外，还应考虑治疗剂量和患者的心理状态。

预后与随访

联合治疗的效果呈现和疗效维持会因联合技术的不同而存在差异。但可以肯定的是，传统治疗（如切除性手术）联合再生治疗时，通常可以加快术后愈合过程并取得更好的疗效。本书的案例研究及案例展示部分均很好地验证了这一点。

参考文献

1.　Hui Q, Chang P, Guo B, Zhang Y, Tao K (2017) The clinical efficacy of autologous platelet-rich plasma combined with ultra-pulsed fractional CO_2 laser therapy for facial rejuvenation. Rejuvenation Res. 20: 25–31. doi.org/10.1089/rej.2016.1823

后记：我们将拥有怎样的未来？

感谢您阅读本书。在序言中，我以一个问题开篇：如果人类平均寿命达到 120 岁甚至更长，我们的生活将会怎样？如果寿命真的延长了，那么在生命周期中的大部分时间里，人类的细胞水平都保持相对年轻的状态，这将会彻底改变整个社会经济的平衡。每个人都可以成为持续高产的个体，同时从不断积累知识的生命中获益。寿命延长后，随之而来的是许多新的挑战，但人类似乎不再需要与短暂的生命赛跑，不再需要在有限生命里匆忙地体验地球上的一切事物，此时往往会错失身边的美好。拥有更长的寿命，或许可以学着用一种更负责任的方式去享受人生。随着所拥有的智慧持续积累，这甚至会降低人类对于不断孕育生命的迫切感，不过这还有待观察。

然而，可以明确的是，随着人类寿命的延长，我们如今可以主动研究再生治疗如何对我们晚年的生活质量产生积极影响。对延长寿命的追求给人类带来两个迫在眉睫的挑战：一是如何管理随着年龄增长而出现的疾病；二是如何从一开始就防止疾病的发生，从而延长寿命。我相信再生医学可以让人类过上更健康、更幸福、更长寿的生活。在这方面，我相信我们正在见证人类知识进步的曙光。

案例展示：治疗前后对比

患者1（图I1、I2）

临床表现：面部衰老。

治疗方案：重组干细胞因子、聚己内酯（polycaprolactone，PCL）真皮填充剂联合聚左旋乳酸（poly-l-lactic，PLLA）缝合线面部悬吊术的面部年轻化治疗。

一名50多岁Fitzpatrick Ⅱ型的女性患者主因面部组织松弛及容量缺失来院就诊。经检查，患者面部深层结构状态良好，但有多层结构已发生变化：皮肤胶原蛋白流失导致出现细纹与皱纹；皮下组织容量缺失，包括颞部、眼睑下方及面中部脂肪减少；肌肉收缩导致鼻唇沟加深；鼻外侧梨状窝及下颌部有骨质吸收现象。

首先给予患者外用护肤品进行为期6周的治疗前皮肤准备，功效成分包括重组干细胞因子（源自青苹果干细胞）、抗氧化剂和低剂量视黄醇，以达到减少炎症反应并改善细胞活性的目的。后续治疗分为两个阶段：第1阶段是面部填充，以恢复组织容量并刺激组织再生；第2阶段于第1阶段6周后开始，应用PLLA缝合线进行面部悬吊治疗，该缝合线具有生物刺激性，最终可被再生组织吸收和替代（图I3～I5）。

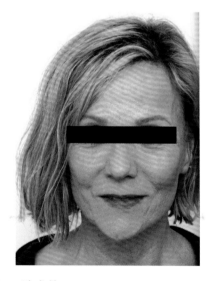

图I1　治疗前

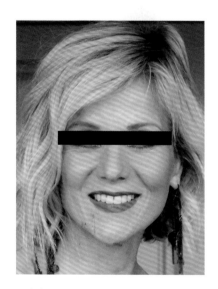

图I2　治疗后6周

70

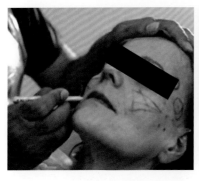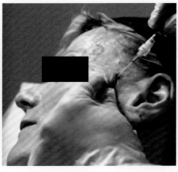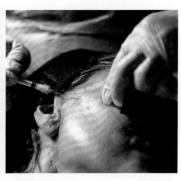

图 I3~I5　案例中使用的真皮填充剂是一种行业熟知的多糖制剂，其主要活性成分为 PCL。该填充剂不仅能增加面部容量，还可通过刺激成纤维细胞与纤维细胞产生再生效果；此外，它还促进 I 型胶原蛋白与纤维蛋白的合成，从而提高细胞外基质的质量。治疗前，可预先在患者面部容量缺失最严重的区域（填充物注射至该处骨膜层上）用小圆点进行标记。随后，以三角标识作为指引，将填充物穿过皮下脂肪室侧向注射至颧部下方。下颌处也进行相应填充

　　填充治疗后，患者通常会出现局部红肿与炎症反应，如图 I6 所示。

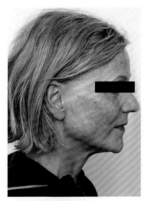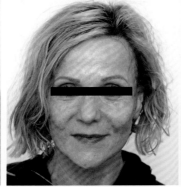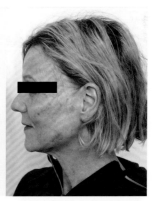

图 I6　PCL 注射后即刻

　　填充治疗后 6 周（缝合线面部悬吊治疗前）（图 I7），患者面部组织容量显著改善。

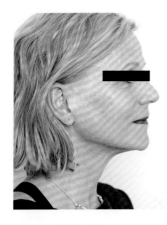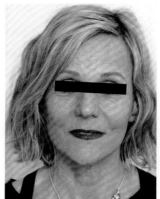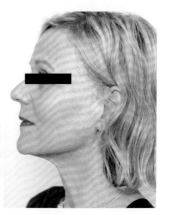

图 I7　PCL 注射后 6 周

缝合线悬吊治疗前需对患者面部重新检查评估，通过手动提拉面部组织，确定悬吊角度与幅度（图 I8)；同时，面部画线标记作为埋线的指引，以便后续将缝合线从皮下沿标记线进行埋线。

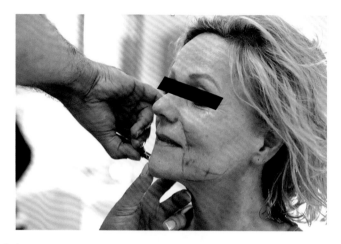

图 I8　治疗前的面部标记

上述步骤完成后，注射局部麻醉剂，然后通过小切口进行埋线操作。治疗后可能会轻微出血，但通常会自行消退（图 I9 ~ I13)。

最终效果可见患者肤质获得显著改善，面部组织容量增加，重现年轻化外观（图 I2)。

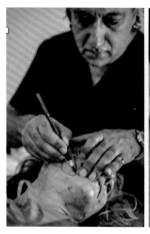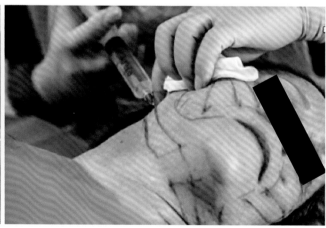

图 I9　治疗前的面部标记

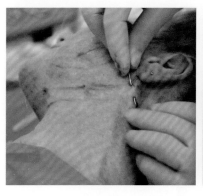
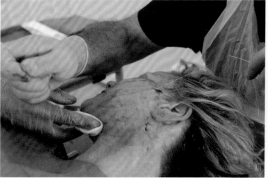

图 I10　可吸收缝合线的埋线

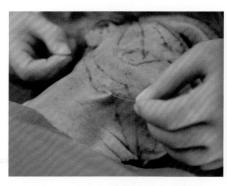
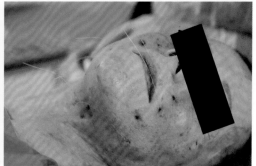

图 I11　可吸收缝合线的埋线

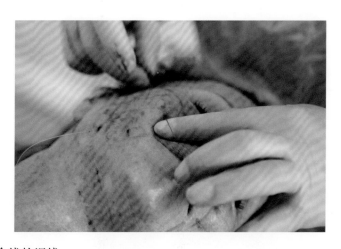

图 I12　可吸收缝合线的埋线

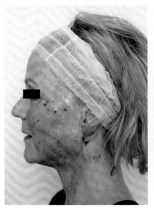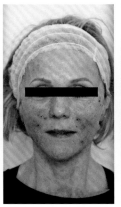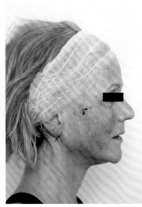

图 I13　埋线后即刻

患者 J（图 J1、J2）

临床表现：面部衰老。

治疗方案：PDO 缝合线面部悬吊术联合 PRP 治疗。

　　一名 50 多岁 Fitzpatrick Ⅱ型的女性患者主因鼻唇沟明显、下颌及颈部松弛来院就诊。此外，患者下眼睑皮肤凹陷，形成明显的泪沟。再生治疗方案如下：中面部使用缝合线联合 PRP 治疗使得组织容量恢复并提升下颌轮廓。同时，颈部使用 PDO 锯齿线以悬吊组织。导针将单股 PDO 缝合线通过网格状方式植入皮下以收紧皮肤（PDO 缝合线由可吸收缝合材料"聚对二氧环己酮"制备；3～5 个月内可降解；降解时会刺激组织新生Ⅰ型胶原蛋白，从

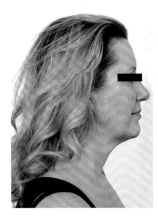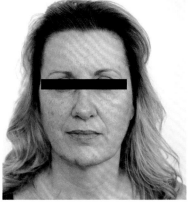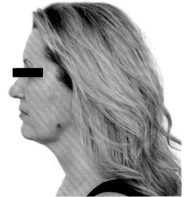

图 J1　治疗前

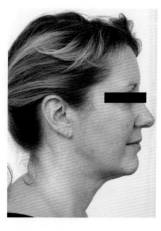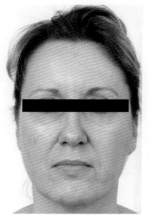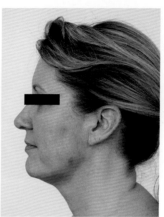

图 J2　治疗后 3 个月

而有助于组织的重塑与恢复）。上述方法亦适用于收紧中、下面部的皮肤。术后通常会出现肿胀、轻微的凹陷和瘀斑，会在 3 ~ 7 天内逐渐消退。再生进程的效果将在后续的 3 ~ 6 周内持续呈现，并在 3 个月时获得显著性改善（图 J3 ~ J9）。

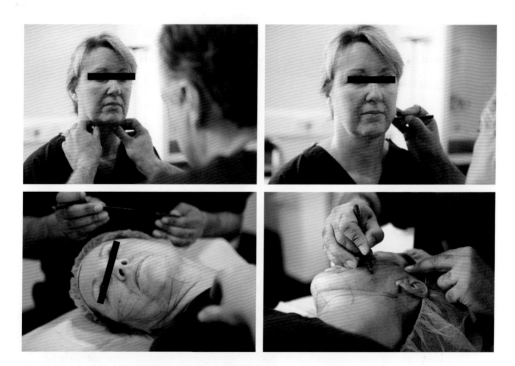

图 J3　评估患者面部，并画线标记锯齿线布线设计

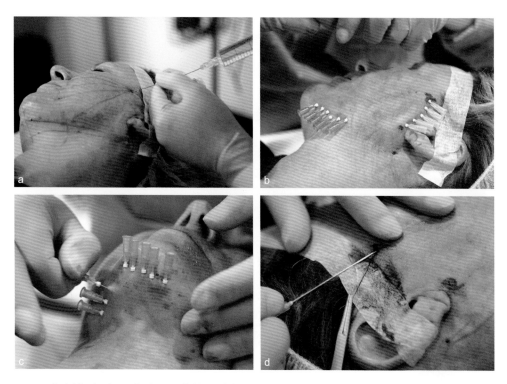

图 J4　a, b. 行局部麻醉，随后通过套管针将锯齿线植入面部；c, d. 用导针将单向锯齿线以网格状形式植入

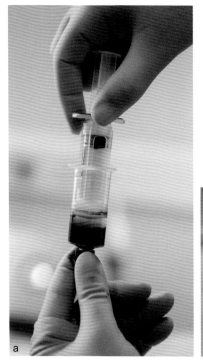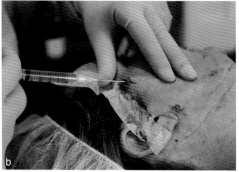

图 J5　a, b. 床旁设备处理后的 PRP 注射至患者面部

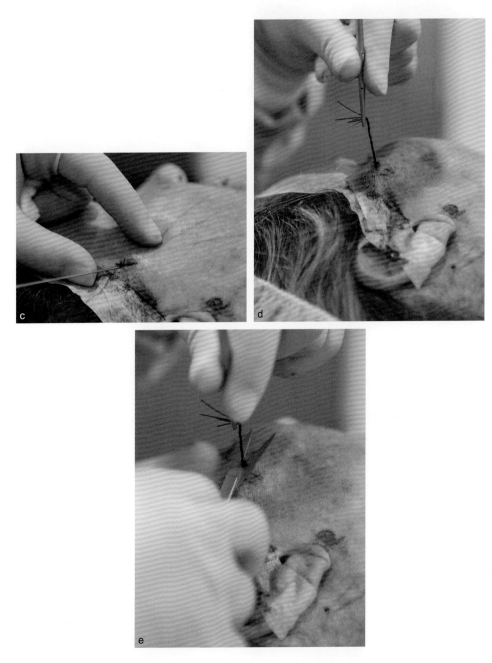

图 J5 （续）c ~ e. 埋线操作

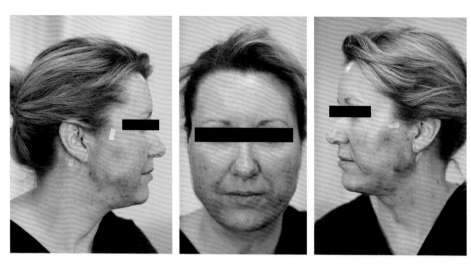

图 J6　治疗后即刻

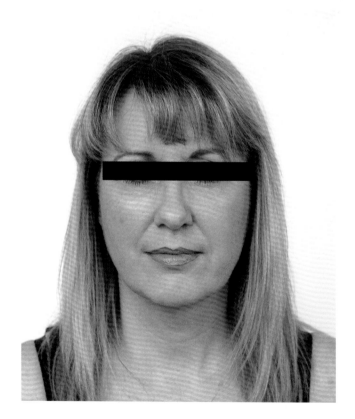

图 J7　最终效果

患者 K（图 K1、K2）

临床表现：重度痤疮瘢痕。

治疗方案：CO_2 点阵激光（联合重组人表皮生长因子）修复、SVF（强化的脂肪移植）联合细胞皮肤移植术。

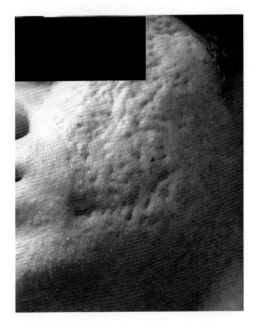

图 K1　治疗前

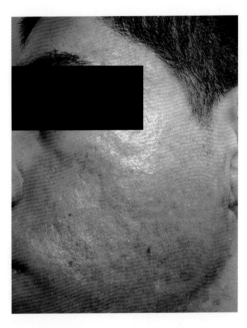

图 K2　治疗后

一名 30 多岁 Fitzpatrick Ⅳ 型的男性患者主因痤疮萎缩性瘢痕来院就诊。患者自诉因职业关系需要定期进行各类商务演讲，因此十分在意外貌，曾在美国和英国接受过大量治疗，包括各种化学性剥脱和激光治疗，但均未能解决其瘢痕问题。患者面部痤疮瘢痕类型包括滚轮型、厢车型与冰锥型，并伴有真皮层及皮下组织容量缺失。治疗方案如下：采用生物活性细胞疗法。首先，外用含有青苹果干细胞源性生长因子的护肤品进行治疗前皮肤处理；随后，应用 CO_2 点阵激光进行初步治疗以清除原有瘢痕；8 周后进行 SVF 脂肪移植，同时对瘢痕进行皮下分离术，使用切割针剥离垂直方向牵拉皮肤的纤维组织。脂肪移植使用床旁医疗设备处理的自体细胞材料，以再生组织和补充容量缺失。8 个月后联合 PRP 注射，完成进一步的皮下分离术。首次激光治疗后 1 年，患者接受第 2 次激光治疗，并联合细胞皮肤移植术，同时应用临床常用的喷雾状液体皮肤制剂重塑皮肤表层（如第 5 章所述）。

患者 L（图 L1、L2）

临床表现：毛囊炎伴活动性炎症。
治疗方案：脂肪源性 SVF。

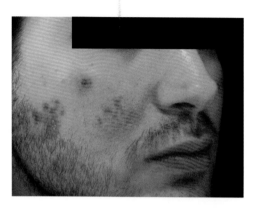

图 L1　治疗前

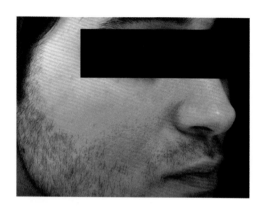

图 L2　治疗后 6 个月

一名 30 多岁 Fitzpatrick Ⅲ～Ⅳ 型的患者主诉毛囊炎导致面部出现局部瘢痕，并伴有活动性炎症。患者既往接受过药物治疗，但未能有效控制病情。本次治疗所需自体干细胞源于患者脐周的脂肪组织，采用床旁离心机联合胰蛋白酶处理组织。

上述操作制备的颗粒悬浮于哈特曼溶液中，其浓度约为 250 万个再生细胞，其中干细胞约占 0.12%。随后，将制备的溶液皮下注射至患者治疗区域，达到抑制炎症反应和刺激再生的目的。整个治疗过程约需 3 h。治疗后 6 个月，可见患者的毛囊炎痊愈，肤质获得显著改善。

患者 M（图 M1、M2）

临床表现：痤疮伴早期瘢痕形成。
治疗方案：乙醇酸剥脱、激光联合 PRP 治疗。

一名 20 多岁 Fitzpatrick Ⅳ 型的女性患者主因慢性痤疮伴瘢痕形成及色素沉着来院就诊。治疗方案如下：外用含有治疗强度的乙醇酸、水杨酸、视黄醇、对苯二酚和维生素 C 进行为期 6 周的治疗前皮肤准备，口服多西环素并联合低浓度乙醇酸剥脱角质。6 周后，进行 3 次 PRP 治疗联合保守参数设定的激光治疗。治疗 6 个月后，患者的痤疮痊愈，肤质改善。同时，告知患者后续需做好皮肤护理，并注意防晒。

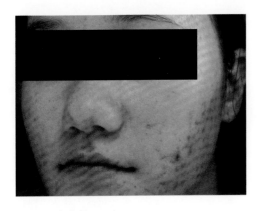

图 M1　治疗前

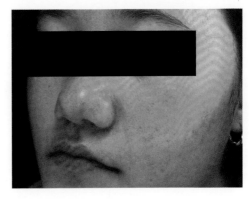

图 M2　治疗后 6 个月

注意：上述情况中，皮脂腺通常会形成锥形的丘疹突起，伴有细胞脱落前表现；而脱落的角质细胞与皮脂混合，形成堵塞毛囊皮脂腺开口的角栓。皮肤通过反馈机制作出反应：刺激皮脂的过度分泌，然后皮脂渗漏至真皮层引起炎症反应。

患者 N（图 N1、N2）

临床表现：痤疮伴炎症后色素沉着。

治疗方案：α- 羟基酸（alphahydroxy acids，AHAs）剥脱联合 CO_2 点阵激光治疗。

一名 20 多岁 Fitzpatrick V～VI型的女性患者临床表现为囊肿性痤疮及局部浅表性瘢痕，并伴有炎症后色素沉着。治疗方案如下：先外用 AHAs（含低浓度乙醇酸和水杨酸以及低剂量视黄醇和氢醌）进行为期 6 周的治疗前皮肤准备，同时还联合使用维生素 C。

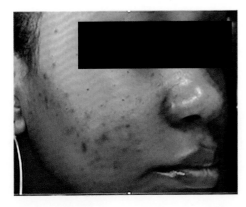

图 N1　治疗前

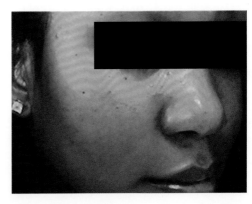

图 N2　治疗后 6 个月

激光治疗前 5 天停用所有护肤品，以保证皮肤状态稳定。肤色较深的皮肤进行 CO_2 点阵激光治疗时需格外谨慎，否则治疗过激会导致过度炎症反应和更多的色素沉着。因此，激光参数通常设定为功率 10 W，脉宽 10 ns，光斑间距 600 μm。

上述治疗刺激再生进程，有效改善患者的肤质与外观。随后，患者可继续使用含有低浓度 AHAs 的面膜进行多次化学剥脱治疗，从而进一步维持皮肤健康。

患者 O（图 O1、O2）

临床表现：色素过度沉着。
治疗方案：多次化学剥脱面膜。

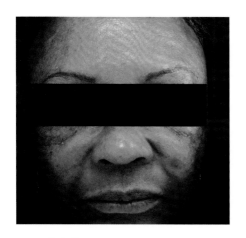 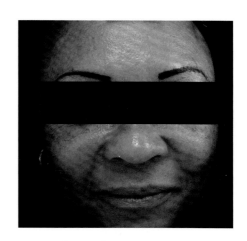

图 O1　治疗前　　　　　　　　　　　　　图 O2　治疗后 6 个月

一名 50 多岁 Fitzpatrick V ~ VI 型的女性患者主因色素沉着与面部衰老来院就诊。再生治疗方案如下：使用化学剥脱面膜进行为期 6 个月的多次温和剥脱性治疗。面膜含有低浓度的活性成分组合，以实现整体改善效果，这些成分包括视黄醇、苯酚、AHAs 和三氯乙酸（trichloroacetic acid，TCA）。TCA 是一种中层化学剥脱剂，会使蛋白质凝固，外用时皮肤会出现"霜白反应"，通常于治疗后 2 ~ 5 天内脱落。TCA 的浓度越高，剥脱程度越深，效果越好，但相应的治疗风险也越高。将相应成分添加至一种黏土面膜中，敷于患者皮肤，持续观察 12 h。其间，活性成分会被皮肤吸收至富含再生细胞的真皮层。首次治疗后，给予患者居家护理包，让其居家自行处理。遵循上述剥脱性治疗操作流程，第 1 个月每日治疗 3 次；随后每日治疗 2 次。持续 2 个月，最后第 4 至第 6 个月，每日治疗 1 次。整个疗程（为期 6 个月）结束后，患者因色素过度沉着导致的问题得以解决，皮肤恢复至年轻态，肤质和外观获得整体改善。

患者 P（图 P1、P2）

临床表现：光损伤伴玫瑰痤疮。
治疗方案：脂肪源性 SVF。

一名 50 多岁 Fitzpatrick Ⅰ~Ⅱ型的女性患者面部清晰可见大量因紫外线所致的损伤伴肉眼可见的玫瑰痤疮皮损（图 P1 左侧）。患者经过 3 次激光联合 PRP 治疗 6 个月后，可见改善效果（图 P1 右侧）。

治疗后，患者皮肤主要获得三个方面的改善：一是玫瑰痤疮的红肿与炎症反应改善；二是紫外线所致损伤得到修复；三是皮肤恢复至年轻化状态，肤质更好，皱纹减少。

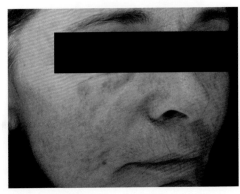 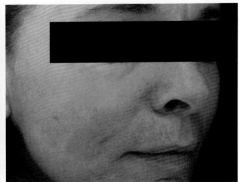

图 P1　治疗前（左）和治疗后 6 个月（右）

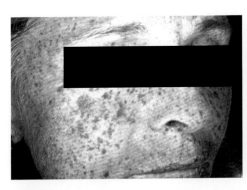 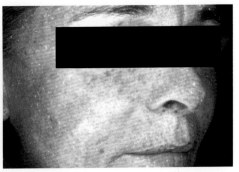

图 P2　紫外线损伤程度对比：治疗前（左）和治疗后 6 个月（右）

患者 Q（图 Q1、Q2）

临床表现：眼袋／颧颊沟。

治疗方案：射频／激光治疗（联合外科面部提升术）。

一名 50 多岁 Fitzpatrick Ⅱ 型的女性患者主诉颧颊沟十分严重，类似下垂的囊袋。患者曾考虑接受外科面部提升术，但担心眼睑下方会遗留瘢痕。因此，患者选择对已形成下垂

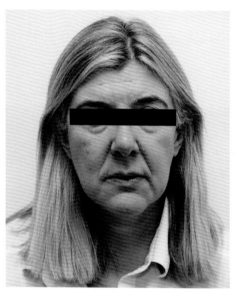
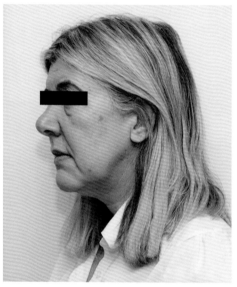

图 Q1　治疗前

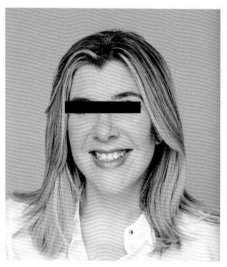
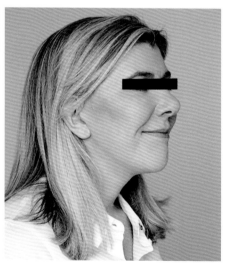

图 Q2　治疗后 6 个月

囊袋的颧颊沟进行再生治疗。颧颊沟为侧面颊部分，其由蜂窝状结构的海绵状结缔组织构成，因衰老和遗传因素而变得松弛与膨胀。既往常规治疗方法是切除造成颧颊沟的多余脂肪组织，但这会导致侧面颊遗留瘢痕。

通过射频微针治疗收紧眼部皮肤。先对患者进行局部麻醉，随后在眼部插入微针治疗头，以加热深层组织并使其凝固，从而刺激细胞再生（包括促进胶原蛋白和纤维蛋白合成等）。另一位手术医生对患者面部其他区域进行外科面部提升术。整体效果会在后续的6～18个月内呈现。

患者 R（图 R1、R2）

临床表现：乳房不对称。

治疗方案：隆胸手术。

一名 20 多岁 Fitzpatrick Ⅱ～Ⅲ型的女性患者主诉乳房组织先天性发育不对称。查体可见（图 R3），患者右侧乳房明显小于左侧，腹部轮廓外观也可见身体不对称。患者为职业内衣模特，由于胸部不对称，其自信心受到严重影响，有时需在右胸部佩戴衬垫。

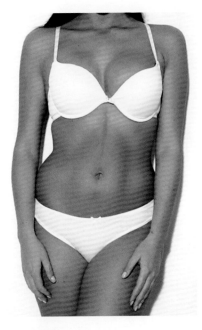

图 R1　治疗前

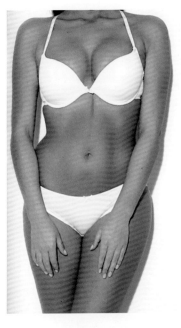

图 R2　治疗后 3 个多月

　　患者担心人造的植入物可能效果不佳，因此希望尝试再生治疗以获得自然的效果。治疗方案选择使用细胞强化的脂肪源性 SVF。先从患者大腿根部抽取脂肪组织，使用床旁医疗设备处理，将制备的 SVF 通过手术用针注射至右侧乳房。图 R3 ~ R5 为患者治疗前后的即刻状态及治疗后 3 个月的状态，可见明显的改善效果。

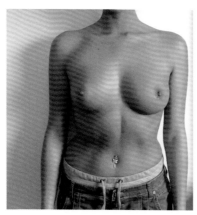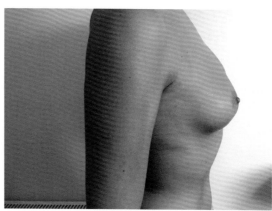

图 R3　治疗前

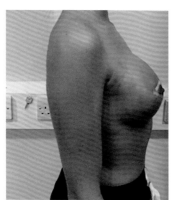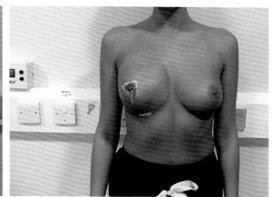

图 R4　治疗后即刻

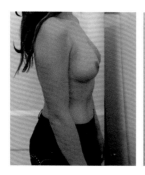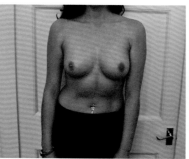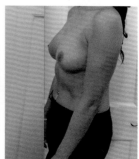

图 R5　治疗后 3 个月

患者 S 和 T（图 S1、S2、T1 和 T2）

临床表现：腹部脂肪过多（患者 S）和股骨粗隆脂肪垫（患者 T）。
治疗方案：射频辅助吸脂术。

　　一名 50 多岁 Fitzpatrick Ⅱ 型的男性患者（S）接受射频辅助吸脂术以减少腹部多余脂肪。先使用手持式射频装置将脂肪组织加热至膨胀状态，然后通过吸脂术移除约 2.5 L 脂肪组织。

　　然而，术后脂肪组织的减少量远大于术中物理性吸除的总量。这是由于射频治疗所产生的热效应诱发再生进程。因此，脂肪组织的减少经过了 3 个阶段：第 1 阶段，脂肪被移除后，呈现初期的紧致效果；第 2 阶段，射频装置产生的热效应使脂肪组织进一步分解代谢，自身的愈合反应会在后续 2~4 个月内清除受损细胞，从而达到进一步的紧致效果；第 3 阶段，机体在治疗后 3~6 个月内持续进行的再生阶段发生组织结构重塑。

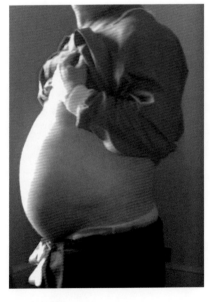

图 S1　治疗前

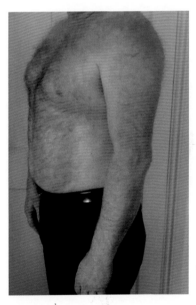

图 S2　治疗后 6 个月

射频辅助吸脂术对减小股骨粗隆脂肪垫也有良好的效果。如图 T1、T2 所示，一名近 60 岁的女性患者（T）接受类似治疗方案后，获得显著的改善效果。

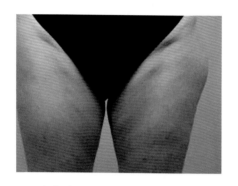

图 T1　治疗前

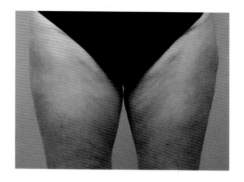

图 T2　治疗后 6 个月

患者 U：眼部 PRP 治疗（图 U1、U2）

临床表现：双侧眼袋。

治疗方案：激光联合 PRP 治疗。

一名 50 多岁 Fitzpatrick Ⅱ 型的女性患者主因衰老导致下眼睑细纹与皱纹来院就诊。如图 U1、U2 所示，再生治疗促进组织的紧致与提升，并且整体肤质和外观获得改善。此案例说明激光联合 PRP 治疗可以有效地治疗面部局部的皮肤问题。

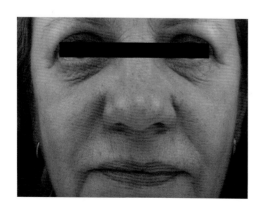

图 U1　治疗前

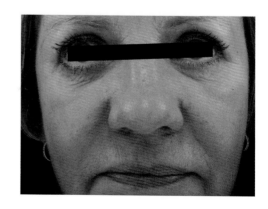

图 U2　治疗后

患者 V（图 V1、V2）

临床表现：面部衰老。
治疗方案：轮廓埋线提升术联合 PRP 及生物刺激性填充剂治疗。

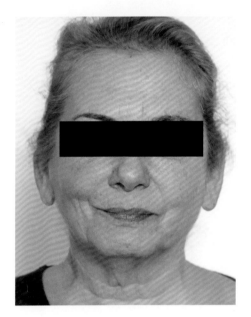

图 V1　治疗前

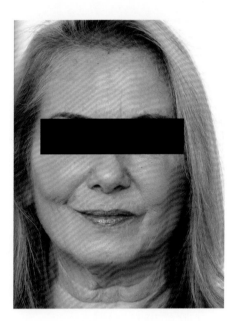

图 V2　治疗后 6 周

　　患者为一名 70 多岁 Fitzpatrick Ⅱ 型的女性，就其年龄而言，其整体面部组织结构良好，下颌轮廓清晰，但下眼睑及颞区等中面部区域存在组织容量缺失。因此，随着肌肉收缩，上述区域变得下垂，而其面部深层结构仍保持良好状态。再生治疗方案如下：使用可降解的生物刺激性 PDO 锯齿线悬吊下垂组织（锯齿线含有聚乳酸和乙醇酸，图 V3～V11）。上述酸类物质以及埋线造成的物理性损伤可引发纤维化反应，促进纤维组织（如Ⅲ型胶原蛋白）的合成，即使在缝合线溶解后，上述纤维组织仍可继续留存于原位。同时，患者还接受了 PRP 和生物刺激性填充剂的治疗。这种联合再生反应会持续 3～6 个月，最终患者整体肤质获得显著改善，外观变得更为自然。

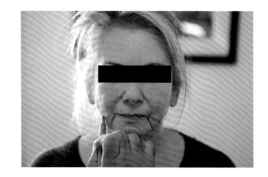

图 V3　标记

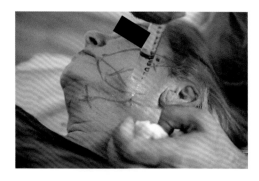

图 V4　注射局部麻醉剂

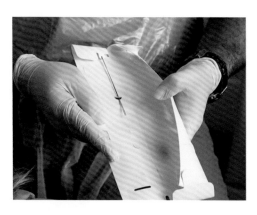

图 V5　治疗所用的 PDO 锯齿线

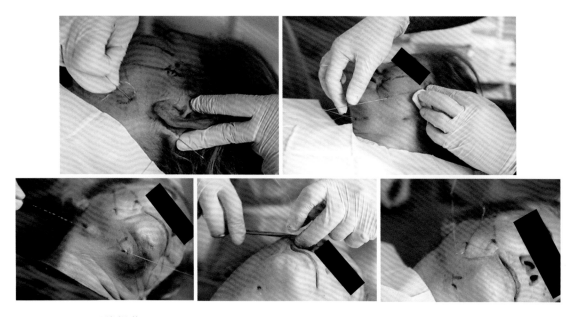

图 V6~V10　埋线操作

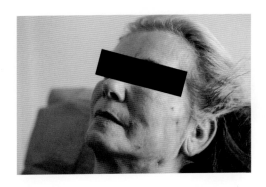

图 V11　治疗后即刻

患者 W（图 W1、W2）

临床表现：面部早衰伴组织松弛。

治疗方案：PLLA 埋线提升术。

　　一名 30 多岁 Fitzpatrick Ⅱ 型女性患者的临床表现为：衰老早期的下颌皮肤下垂、轮廓不清以及颈部皮肤松弛。再生治疗方案如下：使用 PLLA 生物刺激性缝合线收紧和提升下颌缘，同时紧致颈部轮廓。治疗后整体疗效表现为下垂的面部组织提升，从而更好地支撑中面部组织结构。

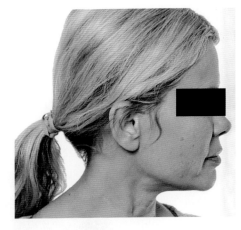

图 W1　治疗前

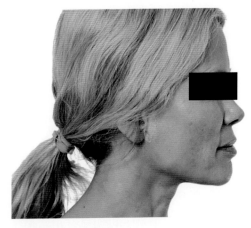

图 W2　治疗后即刻

患者 X（图 X1、X2）

临床表现：面部特征不协调。

治疗方案：射频热凝治疗、吸脂及提眉术。

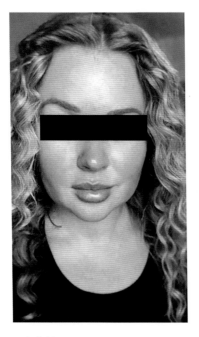 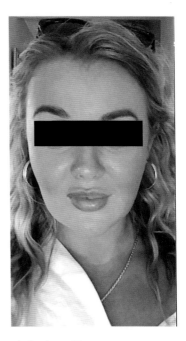

图 X1　治疗前　　　　　　　　　　　　　图 X2　治疗后 10 周

　　一名近 30 岁 Fitzpatrick Ⅱ 型的女性患者主诉不满意自己的面部轮廓，对外表感到不自信，希望通过医美治疗改善面部轮廓，实现面部的 OGEE 曲线（OGEE curve）。患者左侧眉毛低垂，发际线高，面颊、下颌及下颏部的脂肪垫突出。上述面部特征呈现的整体视觉效果使患者自觉下巴短小而前额宽大。当面部各区域（前额、中面部和下颏部）分别约占面部长度的 1/3 时，肉眼可见的面部特征就会相对协调。本案例中，患者的面部上 1/3 占视觉的主导地位，低垂的眉毛则更加突出。然而，患者面部的基本结构实际上是协调的（图 X3）。

　　首先单纯应用非可吸收缝合线进行提眉治疗，并取得良好的疗效。其次联合射频治疗，通过探针释放能量，凝固并吸除颞区多余脂肪。探针先用于分解脂肪垫周围的脂肪及纤维组织，然后将其吸出。对于颊脂肪垫，探针可从口腔内进入，随后将多余脂肪吸出。治疗后呈现的疗效是：前额不再明显突出，鼻子与下颌比例更协调。实际上，颏部本身并没有被延长，而是整体疗效所呈现出的视觉效果。紧致的下颌外观类似接受过填充治疗，但实际上是射频治疗刺激引起组织再生的效果（图 X4 ~ X7）。

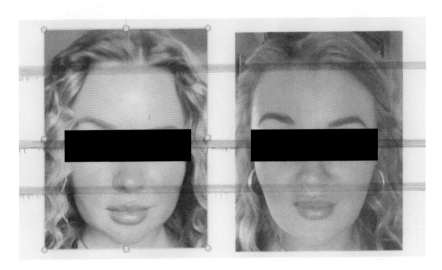

图 X3　面部比例趋于理想化，面部结构更加协调

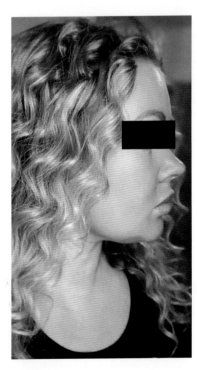

图 X4　治疗前

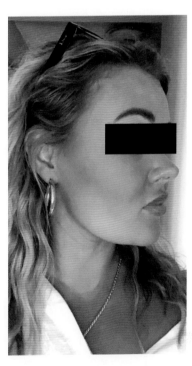

图 X5　治疗后

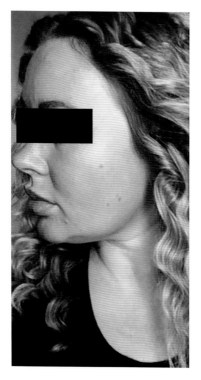

图 X6　治疗前

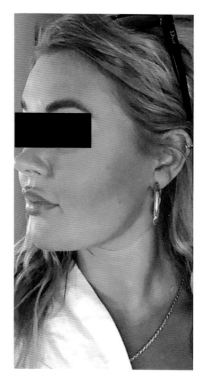

图 X7　治疗后

患者 Y（图 Y1、Y2）

临床表现：面部衰老。

治疗方案：中、下面部及颈部 PDO 埋线悬吊术。

　　一名 70 多岁 Fitzpatrick Ⅱ ～ Ⅲ型的女性患者主因面部衰老出现松弛下垂来院就诊。患者表现为皮肤缺乏弹性，中面部容量缺失，下颌轮廓不清晰，下眼睑凹陷，鼻唇沟、木偶纹、下颌及颈部皱纹明显，整体呈现凹陷性外观。治疗目的为重新复位软组织并使皮肤再生。治疗方案如下：使用 PDO 生物刺激性缝合线悬吊软组织并使其向上复位，重现年轻化外观；PRP 用于进一步改善肩、颈部外观（图 Y3 ～ Y11）。PDO 埋线悬吊术联合 PRP 刺激细胞的协同效应也使患者整体肤质和外观呈现再生效果（图 Y8 ～ Y11 为治疗前后照片，拍摄间隔约 6 周）。

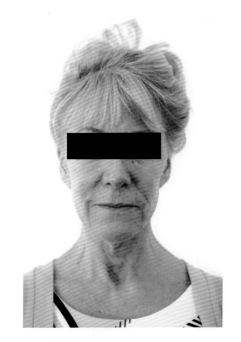

图 Y1　治疗前

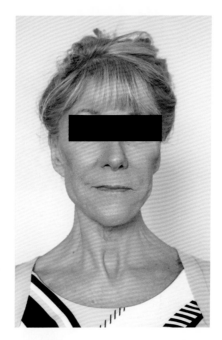

图 Y2　治疗后

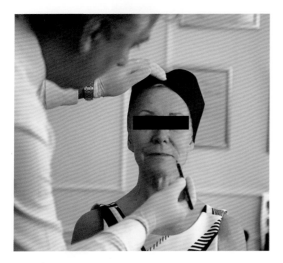

图 Y3　标记

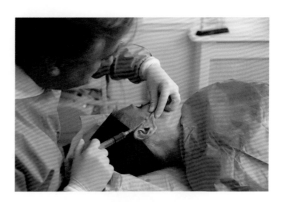

图 Y4　注射局部麻醉剂

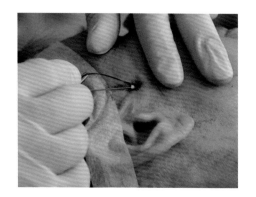

图 Y5 埋线操作

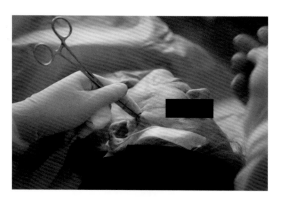

图 Y6 埋线操作

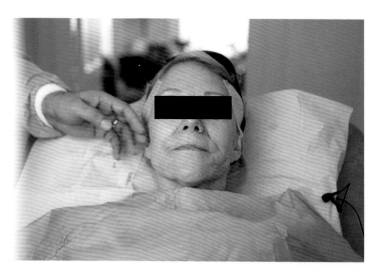

图 Y7 治疗操作完成

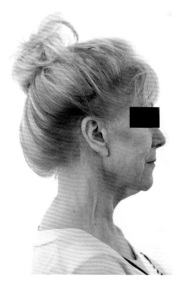

图 Y8 治疗前

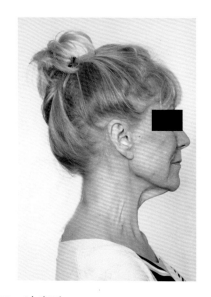

图 Y9 治疗后

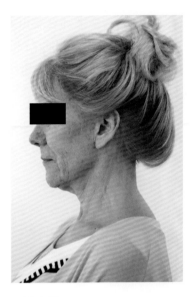
图 Y10　治疗前

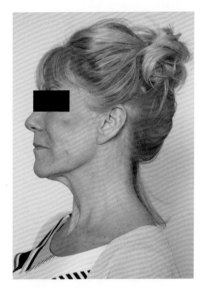
图 Y11　治疗后

患者 Z（图 Z1、Z2）

治疗表现：眼周衰老。

治疗方案：A 型肉毒毒素及填充剂注射。

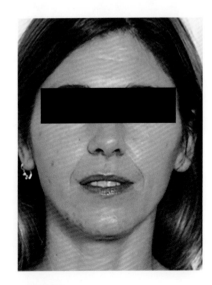
图 Z1　治疗前

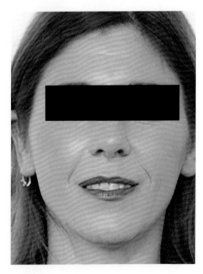
图 Z2　治疗后 6 周

　　一名 30 多岁 Fitzpatrick Ⅱ 型的女性患者经检查评估后认为适合接受面部衰老相关治疗，主要需解决的问题是眼睑下方泪沟及口周细纹。治疗方案如下：注射 A 型肉毒毒素可放松并改善细纹和皱纹；联合注射填充剂（主要成分为透明质酸）不仅能增加治疗处组织容量，而且因填充剂在皮肤内形成的额外张力诱发再生效应，促进改善肤质（图 Z3 ~ Z8）。

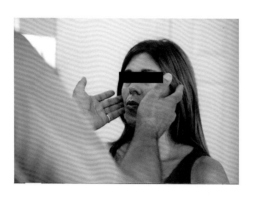

图 Z3　需评估动、静态表情下的面部状态

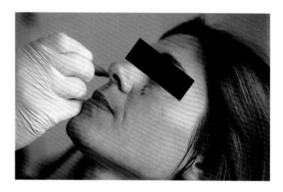

图 Z4　标记面部有助于识别治疗需求（尤其存在双侧不对称时），使得治疗后面部结构比例更加协调

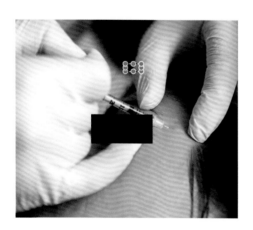

图 Z5　注射 A 型肉毒毒素

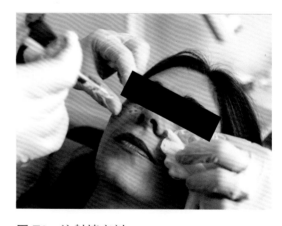

图 Z6　注射填充剂

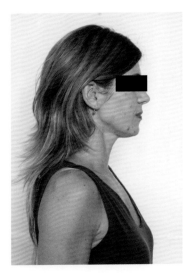

图 Z7　治疗后即刻

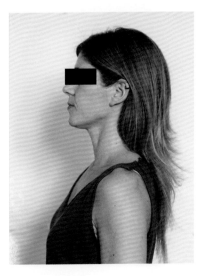

图 Z8　治疗后即刻

患者 AA（图 AA1～AA4）

临床表现：面部衰老、皮肤松弛。

治疗方案：激光、PRP、射频治疗联合埋线提升术。

一名近 60 岁 Fitzpatrick Ⅱ 型的女性患者主因面部细纹、皱纹、皮肤松弛及下垂接受联合再生治疗。治疗方案如下：激光联合 PRP 修复皮肤表层，并联合射频治疗重塑下面部和颈部组织；通过微创埋线提升中、下面部，以达到向上复位的同时改善肤质和外观的治疗效果。

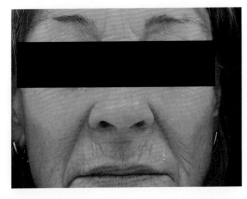

图 AA1　治疗前

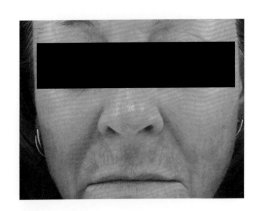

图 AA2　治疗后

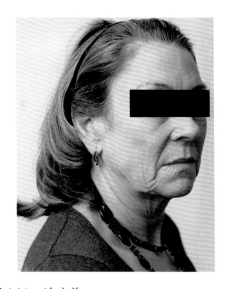

图 AA3　治疗前

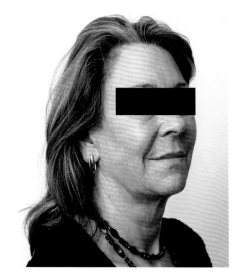

图 AA4　治疗后

患者 BB（图 BB1、BB2）

临床表现：痤疮 / 油性皮肤。

治疗方案：化学剥脱术联合低能量光疗。

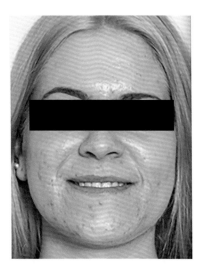

图 BB1　治疗前

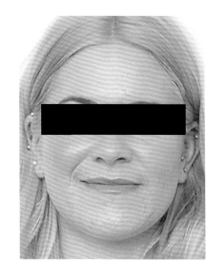

图 BB2　治疗后

　　一名 20 多岁 Fitzpatrick Ⅱ 型的女性患者主因油性皮肤导致痤疮，共接受 3 次化学剥脱术和为期 6 周、每周 1 次的低能量光疗（图 BB3 ~ BB5）。化学剥脱术使用的活性成分包括低浓度的视黄醇、苯酚、乙醇酸、水杨酸及三氯乙酸。剥脱剂浓度越高，不良反应风险也随之增加。因此，低浓度活性成分的联合使用可降低发生不良反应的风险，而且能获得比任何单一高浓度成分更好的治疗效果。患者同时还接受低能量光疗，即通过二极管灯发射不同波长的光（LED 红蓝光）以获得治疗效果。蓝光可抑制皮脂腺分泌和抑菌，而红光可抑制炎症反应并刺激细胞再生。因此，低能量光疗有助于减少痤疮，刺激成纤维细胞活性，以及促进胶原蛋白合成。

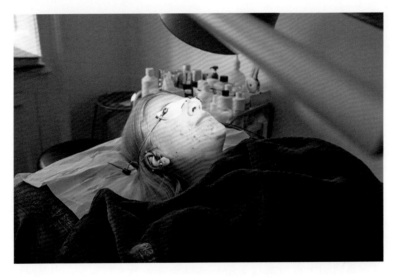

图 BB3　低能量光疗

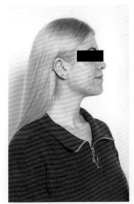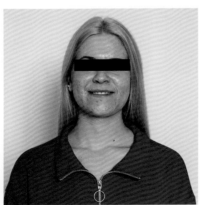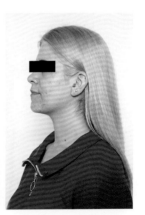

图 BB4　治疗前

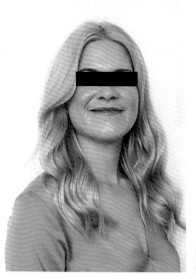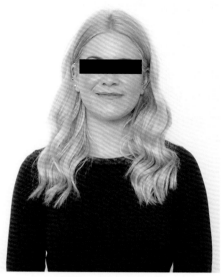

图 BB5　治疗后

患者 CC、DD 和 EE（图 CC1、CC2、DD1、DD2、EE1 和 EE2）

临床表现：细胞外基质缺失。

治疗方案：无针喷注透明质酸。

Fitzpatrick Ⅱ～Ⅲ型的患者可通过手持式无针喷注装置（自带空气压缩的液压系统）进行治疗。装置通过压缩空气将透明质酸注入真皮层，该治疗不仅能增加真皮层内的张力，还具有补水保湿的作用。除增加皮肤水合作用外，该治疗伴随的机械性微损伤与皮肤张力增加可启动组织再生修复。这种补水保湿效果通常持续约 3 个月，而再生过程对胶原蛋白合成的促进作用将持续更长时间。患者定期接受此类治疗有利于持续刺激胶原蛋白新生，疗效维持理论上可长达 15 年，但实际情况取决于患者的年龄和生活方式。如下文所示，患者 CC、DD 和 EE 分别在口周、手背和颈部接受上述治疗，均取得相应的改善效果。

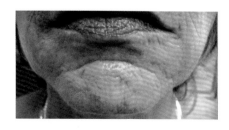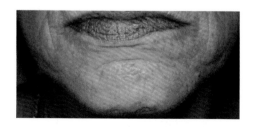

图 CC1　治疗前　　　　　　　　　　图 CC2　治疗后

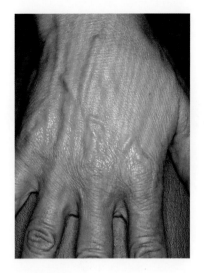

图 DD1　治疗前

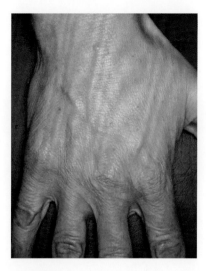

图 DD2　治疗后

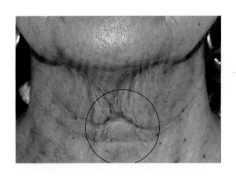

图 EE1　治疗前

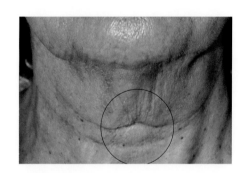

图 EE2　治疗后

患者 FF（图 FF1、FF2）

临床表现：痤疮后瘢痕。

治疗方案：CO_2 点阵激光联合 PRP 治疗。

一名 20 多岁 Fitzpatrick Ⅱ 型的女性患者因面部痤疮后瘢痕导致自尊心受损，在其家人的鼓励下来院接受治疗。患者面颊部与颞部可见厢车型和滚轮型瘢痕，并伴有明显冰锥型瘢痕。患者因病情变得性格孤僻，自觉无法正常工作和生活。

冰锥型瘢痕形如倒锥，深度累及真皮层，其向下延伸可穿透基底层，从而对再生细胞所在区域造成损伤。因此，先应用 CO_2 点阵激光对瘢痕区域进行治疗，这将有助于后续新的细胞材料导入该区域。随后，皮下注射 PRP（同时注射至瘢痕处），并应用切割针对瘢痕组织进行适度剥离。图 FF1、FF2 分别为患者治疗前与治疗后 2 年的照片。治疗后，患者重拾信心并回归正常工作和生活。为进一步控制病情，她再次自费接受 2 次治疗。

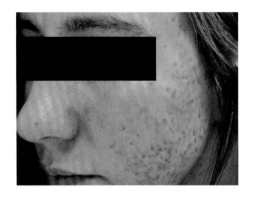

图 FF1　治疗前

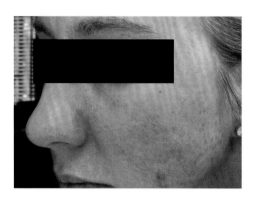

图 FF2　治疗后

患者 GG（图 GG1、GG2）

临床表现：面部衰老。
治疗方案：真皮填充治疗。

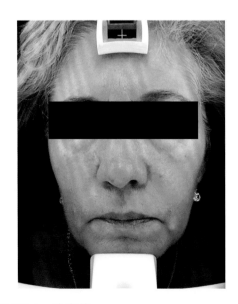

图 GG1　治疗前

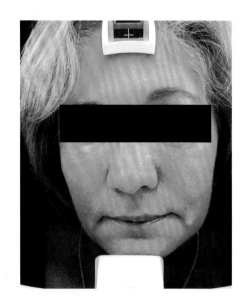

图 GG2　治疗后

一名 50 多岁 Fitzpatrick Ⅱ 型的女性患者接受的面部抗衰方案为：以透明质酸为主的真皮填充治疗。治疗后，患者不仅面部外观更为饱满，而且因填充治疗对皮肤的刺激，使得肤质也获得改善。上述变化得益于皮肤因填充治疗而产生局部张力，使得皮肤更具弹性。同时，上述皮肤状态对相关再生细胞产生正反馈，促进它们合成更多的胶原蛋白和弹性蛋白。然而，当皮肤松弛时（如治疗前图片），则无此反馈作用。可见，即使填充物本身并无任何生物刺激成分，但其产生的组织张力也能刺激组织再生效应。

患者 HH（图 HH1、HH2）

临床表现：面部衰老。
治疗方案：面颈部提升术联合 PRP 治疗。

一名 60 多岁 Fitzpatrick Ⅰ~Ⅱ 型的女性患者接受面颈部组织切除提升术联合 PRP 治疗，以加快修复并取得更好的改善效果。图 HH1 显示，患者因衰老、皮下组织容量缺失及轻度光损伤导致皮肤松弛，并伴有细纹与皱纹。治疗中将 PRP 从切口缝合处进行皮下注射。

手术过程本身会对组织造成物理性损伤，因此进行组织切除时，可能会刺激质地坚硬的异常Ⅲ型胶原蛋白合成而导致瘢痕形成的风险；而通过联合使用 PRP 治疗，则可调节Ⅲ型胶原蛋白的正常合成，并刺激Ⅰ型胶原蛋白的合成。因此，PRP 将有助于整体改善肤质，并减少光老化表现，同时眼周也获得紧致的效果（此处非手术治疗区域）。疗效见图 HH3、HH4。

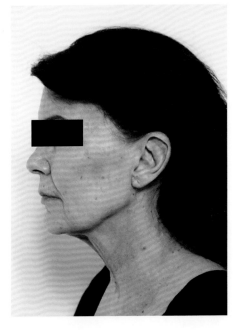

图 HH1　治疗前

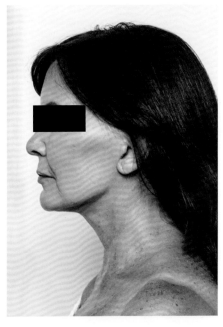

图 HH2　治疗后

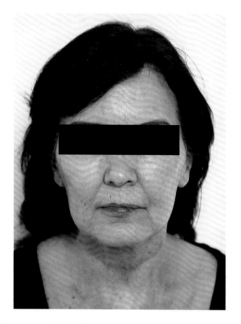

图 HH3　治疗前

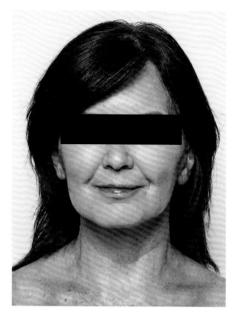

图 HH4　治疗后

患者 II（图 II1、II2）

　　临床表现：皮肤松弛和皱纹。

　　治疗方案：生物活性 PDO 缝合线提升术联合 PRP 治疗。

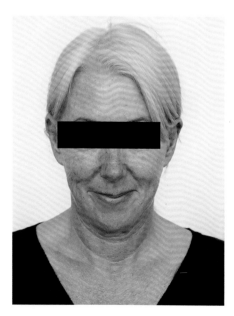

图 II1　治疗前

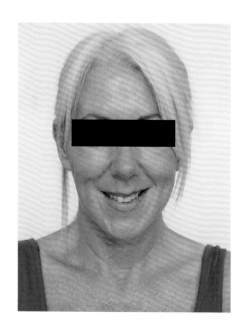

图 II2　治疗后

　　一名 50 多岁 Fitzpatrick Ⅱ 型的女性患者来院就诊，主诉因皮肤松弛与容量缺失导致面颈部皱纹及皮肤下垂。再生治疗方案如下：生物活性 PDO 缝合线提升术联合 PRP 治疗。治疗后 3 个月，患者的皮肤外观及肤质均获得显著改善：胶原蛋白增加使得面部轮廓更为饱满、更富年轻态，颈部皮肤也更为紧致（图 II3、II4）。

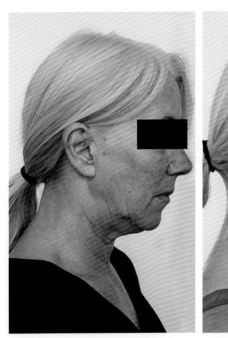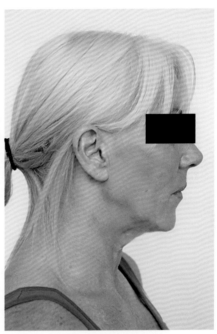

图 II3　治疗前和治疗后

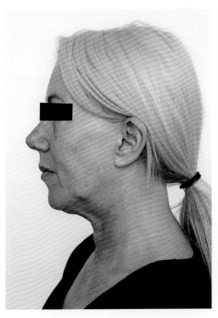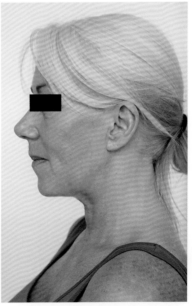

图 II4　治疗前和治疗后

患者 JJ（图 JJ1～JJ4）

临床表现：乳房松弛下垂。
治疗方案：切除性手术联合 SVF 富含细胞的脂肪移植。

一名 40 多岁 Fitzpatrick Ⅱ 型的女性患者主诉乳房组织松弛下垂，寻求乳房缩小及提升治疗。常规治疗是进行组织容量缺失的填充，但患者拒绝植入假体和（或）任何异物填充。因此选择再生治疗方案，即切除手术联合富含细胞的脂肪移植。

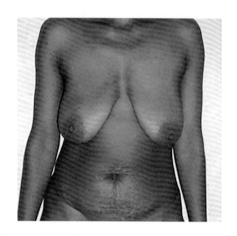

图 JJ1　治疗前

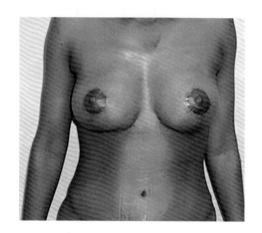

图 JJ2　治疗后

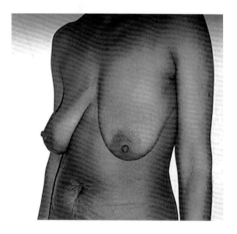

图 JJ3　治疗前

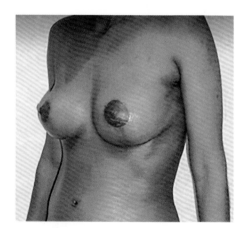

图 JJ4　治疗后

手术医生先为患者施行切除手术，以切除乳房多余的皮肤组织（包括缩小乳头及乳晕）；随后，从患者腹部采集脂肪组织并进行处理，以获得富含 SVF 的脂肪，然后注射至乳房组织。脂肪移植不仅补充了缺失的容量，而且启动了再生进程，加快乳房组织愈合并获得更自然的外观。上述切除性手术存在遗留瘢痕的风险，而 SVF 有助于降低此类风险。

患者 KK（图 KK1、KK2）

临床表现：雄激素性脱发。
治疗方案：富含细胞的脂肪移植。

一名 35 岁 Fitzpatrick Ⅰ ~ Ⅱ型的男性患者主诉雄激素性脱发导致发际线后移和毛发稀疏。患者接受 PRP 稀释的脂肪源性 SVF 悬浮液注射至头皮以刺激再生的治疗方案。操作细节包括：注射深度 3 mm，角度 45°；注射点间距 2 mm；并使用医用套管将富含 SVF 的纳米脂肪移植到皮下组织。患者在接受上述治疗后的前 3 个月可见头发脱落逐渐减少，并且未脱落头发生长更健康；治疗 6 个月后，可见由于再生效应而生长的第一轮新发（图 KK1、KK2 为间隔 12 个月拍摄）。上述改善效果得益于 SVF 中的再生细胞迁移至导致脱发的炎症反应区域并促进血管新生，以及再生细胞替代死亡细胞。此外，该过程还可诱导头皮局部再生系统使毛乳头从休止期重返生长期，而非脱落（图 KK3）。患者对治疗效果非常满意，并接受进一步治疗维持头发健康状态。

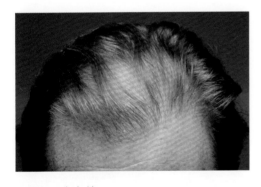

图 KK1　治疗前

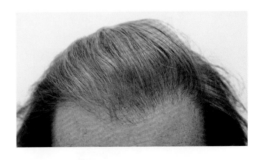

图 KK2　治疗后 12 个月

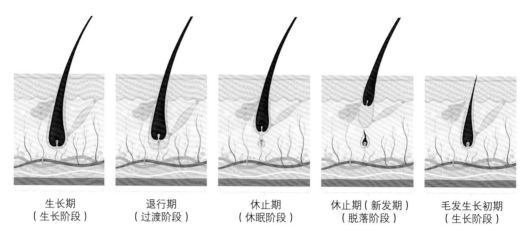

| 生长期
（生长阶段） | 退行期
（过渡阶段） | 休止期
（休眠阶段） | 休止期（新发期）
（脱落阶段） | 毛发生长初期
（生长阶段） |

图 KK3　头发生长周期各阶段

患者 LL（图 LL1、LL2）

临床表现：雄激素性脱发。
治疗方案：3 次 PRP 治疗。

一名 40 多岁 Fitzpatrick Ⅰ~Ⅱ型男性患者被诊断为重度雄激素性脱发。患者接受 3 次 PRP 治疗：每次间隔 6 周；注射深度 3 mm，角度 45°；注射点间距 2 mm。治疗后，可见患者毛发生长状态和发质均获得显著性改善。

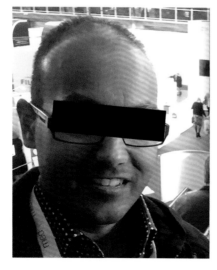

图 LL1　治疗前

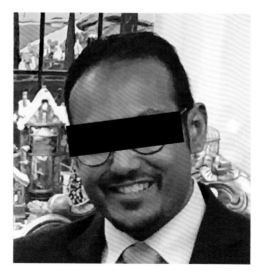

图 LL2　治疗后

患者 MM（图 MM1、MM12 ）

临床表现：下眼睑眼袋。
治疗方案：生物刺激性填充剂注射治疗（2 天以上）。

　　一名 30 多岁 Fitzpatrick Ⅲ～Ⅳ型的男性患者主因下眼睑明显眼袋和泪沟伴有中面部轻度凹陷来院就诊。鉴于患者相对年轻且身体健康，该临床表现可能与遗传相关。治疗方案如下：采用临床常用的生物刺激性填充剂注射治疗，该填充剂是含 70% 羧甲基纤维素（CMC ）和 30% 聚己内酯（PCL ）的凝胶载体。先将该填充剂注射至泪沟处骨膜上，从而填充中面部凹陷；然后针对面颊及眼周部位，采取皮下注射的方式，实现紧致皮肤的目的。治疗后，患者眼部外观显著改善。虽然其整体面部外观看似前后差别不大，但其下眼睑双重凸起明显消退且泪沟阴影减轻，呈现出中面部凹陷改善与皮肤紧致的整体效果。

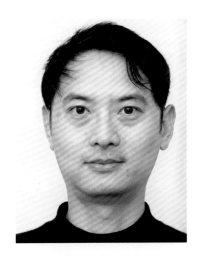

图 MM1　治疗前 1 天

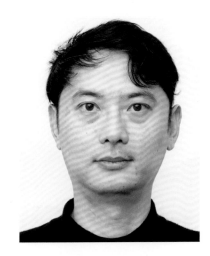

图 MM2　治疗后 1 天

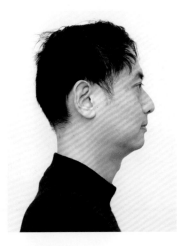

图 MM3　治疗前 1 天

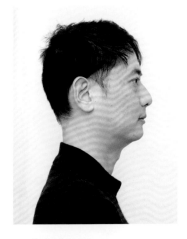

图 MM4　治疗后 1 天

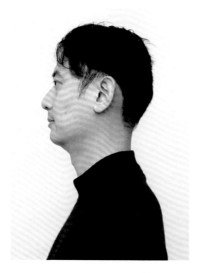

图 MM5　治疗前 1 天

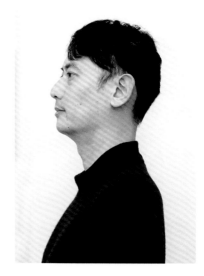

图 MM6　治疗后 1 天

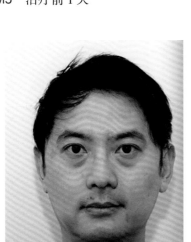

图 MM7　治疗前 2 天

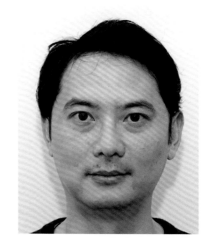

图 MM8　治疗后 2 天

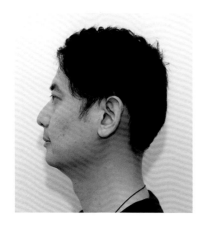

图 MM9　治疗前 2 天

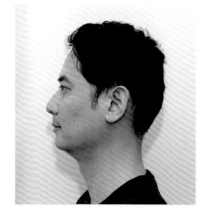

图 MM10　治疗后 2 天

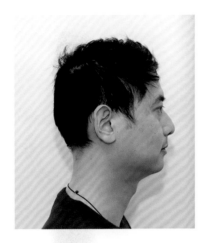

图 MM11　治疗前 2 天

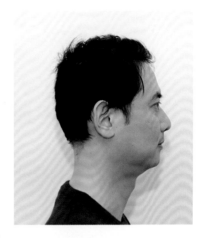

图 MM12　治疗后 2 天

患者 NN（图 NN1、NN2）

临床表现：鼻背凹陷与下颏短小。
治疗方案：生物刺激性填充剂注射治疗。

　　一名 30 多岁 Fitzpatrick Ⅲ～Ⅳ型的女性患者主因鼻背凹陷和下颏短小来院治疗。治疗方案如下：采用临床常用的生物刺激性填充剂（含 70% CMC 和 30% PCL 的凝胶载体）注射治疗。填充剂中的活性成分 CMC 可补充组织容量，而 PCL 可刺激胶原蛋白新生。治疗是将凝胶注射至鼻背和颏突，以获得预期效果（图 NN3～NN5）。CMC 的物理填充效果通常可维持 2～3 个月，随后 PLC 的生物刺激效应发挥作用。

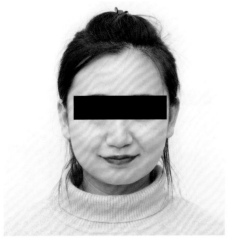

图 NN1　治疗前 1 天

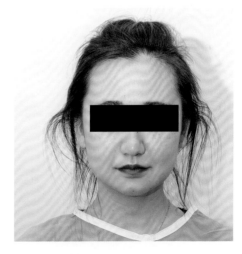

图 NN2　治疗后 2 天

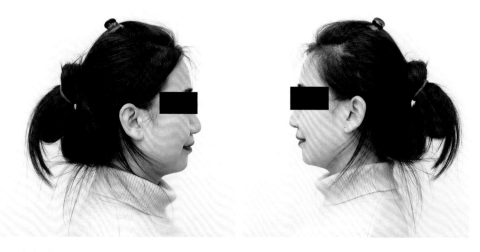

图 NN3　治疗前 1 天

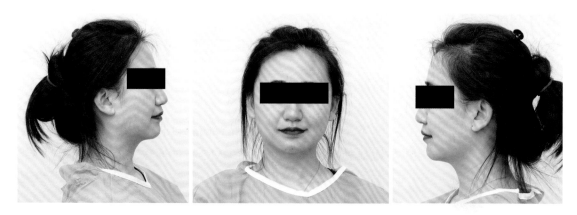

图 NN4　治疗后 1 天

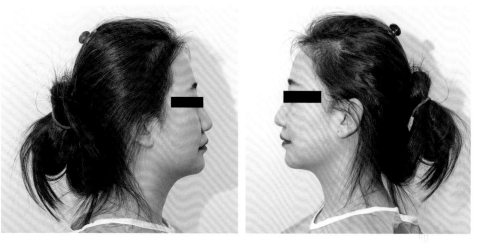

图 NN5　治疗后 2 天

患者 OO（图 OO1、OO2）

临床表现：面部早期衰老。

治疗方案：PDO 缝合线悬吊术、生物刺激性填充剂联合 A 型肉毒毒素注射治疗。

　　一名 40 多岁 Fitzpatrick Ⅱ～Ⅲ型的女性患者评估为面部早期衰老。患者主诉因下颌线不清晰、泪沟及额纹明显，导致外观呈疲倦状态。上述变化的整体结果使得患者面部外观随年龄增长越发消瘦。治疗方案如下：PDO 缝合线悬吊术提升下面部，透明质酸填充剂补充泪沟处组织容量，A 型肉毒毒素改善额部皱纹（图 OO3～OO5）。治疗前因内源性衰老导致向下移位的面部组织结构在治疗后向上复位提升（图 OO6、OO7），使患者面部恢复年轻化

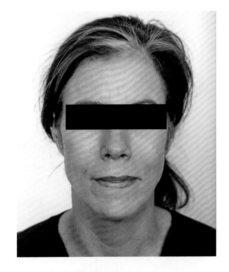
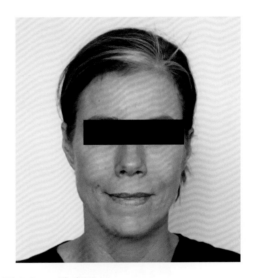

图 OO1　治疗前　　　　　　　　　　　图 OO2　治疗后

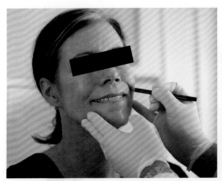
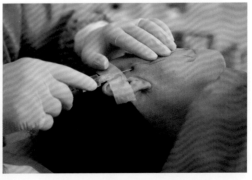

图 OO3　治疗前，对处于直立位的患者进行动、静态面部表情下的皮肤评估与标记（左）；注射局部麻醉剂（右）

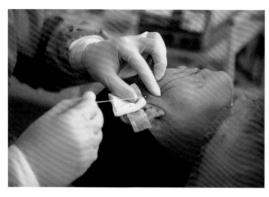
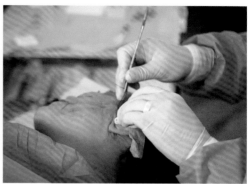

图 OO4　PDO 锯齿缝合线埋线（左）和固定（右）

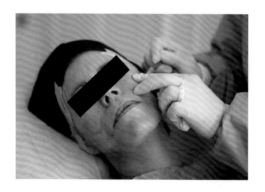

图 OO5　小心地将填充剂注射至正确点位

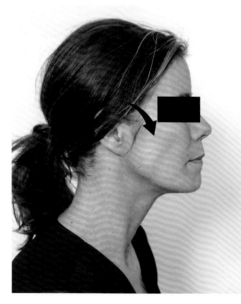
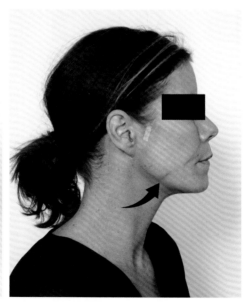

图 OO6　箭头方向表示：因衰老而向下移位（左），治疗后向上复位（右）

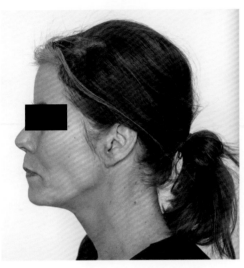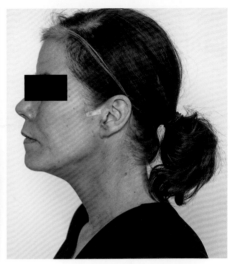

图 OO7　治疗前（左）和治疗后即刻（右）

状态。对比治疗前后照片：治疗前，中面部呈现凹陷、松弛下垂状态；治疗后，下颌轮廓提升，中面部皮肤组织更饱满，泪沟等眼周问题改善，患者整体更显年轻。患者对最终治疗效果（图 OO8）非常满意。

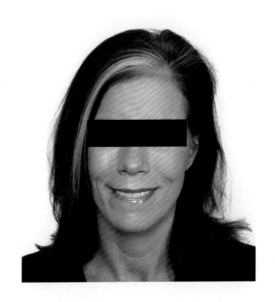

图 OO8　治疗后 6 周

专业词汇对照

（按英文字母顺序排列）

A

abdominal fat　腹部脂肪

acne　痤疮

adipocytes　脂肪细胞

adipose-derived mesenchymal stem cells（ADMSCs）　脂肪源性间充质干细胞

adipose tissue　脂肪组织

ageing process　衰老进程

allogeneic stem cell therapy　异基因干细胞治疗

alphahydroxy acids（AHAs）　α-羟基酸

androgenic alopecia　雄激素性脱发

anti-inflammatory antibiotics　抗炎抗生素

artificial organs　人造器官

autologous stem cell therapy　自体干细胞治疗

B

biomaterials　生物材料

body contouring　身体塑形

body's filtration systems　机体滤过系统

botulinum toxin type A　A型肉毒毒素

breasts　胸部

burn scars　烧伤瘢痕

buttocks　臀部

C

cell division　细胞分裂

cell potency　细胞潜能

cellular enhancement　细胞激活

cellular-enriched fat transfer　富含细胞的脂肪移植术

cellular intelligence　细胞智能

cellular therapy　细胞治疗

chemical peels　化学剥脱术

chin augmentation　隆颏术

chronic acne　顽固性痤疮

cluster of differentiation（CD）markers　分化群标志物

clustered regularly interspaced short palindromic repeats（CRISPR）　规律间隔成簇短回文重复序列

complex regional pain syndrome（CRPS）　复杂性局部疼痛综合征

D

depression　抑郁症

dihydrotestosterone（DHT）　二氢睾酮

DNA　脱氧核糖核酸

E

early facial ageing　面部早期衰老

early scarring　早期瘢痕形成

eating disorders　进食障碍

embryonic stem cells　胚胎干细胞

epidermal growth factor（EGF）　表皮生长因子

eutectic mixture of local anesthetics（EMLA）　局部麻醉药的共晶混合物

excisional face-lifts　切除性面部提升术

extracellular matrix　细胞外基质

eye bags/malar festoons　眼袋/颧颊沟

F

face lift　面部提升术

facial ageing　面部衰老

facial rejuvenation　面部年轻化

fillers　填充剂

folliculitis　毛囊炎

fractional CO_2 laser treatment　CO_2点阵激光治疗

G

general anaesthesia　全身麻醉

genetic targeting　基因靶向

H

hair loss treatment　脱发治疗

hair restoration　毛发修复

homologous cellular treatments　同源细胞治疗

hormonal system 内分泌系统
hyperpigmentation 色素沉着

I

imbalanced facial features 面部不对称特征
insulin-like growth factor（IGF） 胰岛素样生长因子
intracellular communication 细胞间通信

L

laser treatment 激光治疗
low level light therapy（LLLT） 低能量光疗

M

melasma 黄褐斑
mesenchymal stem cells（MSCs） 间充质干细胞

N

non-excisional face lift 非切除性面部提升术
non-homologous cellular treatments 非同源细胞治疗
nose augmentation 隆鼻术
nucleotide polymorphisms 核苷酸多态性

O

obsessive-compulsive disorder（OCD） 强迫症
oily skin 油性皮肤

P

pericytes 周细胞
placenta-derived stem cells 胎盘源性干细胞
platelet-derived growth factor（PDGF） 血小板源性生长因子
platelet-rich fibrin（PRF） 富血小板纤维蛋白
platelet-rich plasma（PRP） 富血小板血浆
polycaprolactone（PCL） 聚己内酯
polycystic ovary syndrome（PCOS） 多囊卵巢综合征
polydioxanone（PDO） 聚对二氧环己酮
poly-1-lactic（PLLA） 聚左旋乳酸
polymorphism 多态性
post-inflammatory hyperpigmentation 炎症后色素沉着

post-traumatic scarring 创伤后瘢痕
pre-emptive medicine 早期干预医学
prokaryotes 原核生物
puffy eyes 眼袋

R

radiofrequency-assisted liposuction 射频辅助吸脂术
radiofrequency treatment 射频治疗
recombinant growth factors 重组生长因子
rosacea 玫瑰痤疮

S

scar reduction 改善瘢痕
skin laxity 皮肤松弛
stem cells 干细胞
stromal vascular fraction（SVF） 血管基质组分
surgical face and neck lift 外科面颈部提升术
suture lift 埋线提升术

T

telomere shortening 端粒缩短
tendons 肌腱
tissue engineering 组织工程
tissue laxity 组织松弛
topical skincare 外用护肤品
transforming growth factor（TGF） 转化生长因子
trochanteric fat pads 股骨粗隆脂肪垫

V

vascular endothelial growth factor（VEGF） 血管内皮生长因子
VISIA machines VISIA 检测仪

W

white adipose tissue（WAT） 白色脂肪组织
wound healing 创面愈合
wrinkles 皱纹

Z

zombie cells 僵尸细胞
zygote cells 合子细胞（受精卵）